CKD FASE 3 KOOKBOEK VOOR SENIOREN

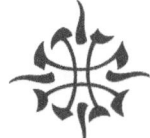

Eenvoudige en smaakvolle maaltijden waarvan de recepten weinig natrium, kalium en fosfor bevatten. Recepten/30-dagen maaltijdplan

Dr. Jose B. Willis

AUTEURSRECHTEN

© [2024] door **Dr. Jose B. Willis**

Alle rechten voorbehouden. Niets uit deze publicatie mag worden gereproduceerd, gedistribueerd of verzonden in welke vorm of op welke manier dan ook, inclusief fotokopiëren, opnemen of andere elektronische of mechanische methoden, zonder voorafgaande schriftelijke toestemming van de uitgever, behalve in het geval van korte citaten in de tekst. in kritische recensies en bepaald ander niet-commercieel gebruik dat is toegestaan door de auteursrechtwetgeving.

Inhoudsopgave

CKD fase 3 kookboek voor senioren 1
AUTEURSRECHTEN 2
Inhoudsopgave 3
Invoering 9
    CKD stadium 3 begrijpen: 10
    Voedingsbehoeften voor CKD-patiënten: 10
    Hoe dit kookboek te gebruiken: 12
    Tips voor koken met chronische nierziekte: 13
    Vervangingen en wijzigingen van ingrediënten: 14
    CKD fase 3 maaltijdplan voor senioren 15
Ontbijt lekkernijen 23
    Havermout met verse bessen: 23
    Roereiwit met Spinazie: 24
    Smoothie met laag fosforgehalte: 25
    Appel-kaneelmuffins: 26
    Rijstpap met Amandelmelk: 28
    Bananenpannenkoekjes: 30
    Griekse yoghurt met honing en aardbeien: 31
    Avocadotoast op volkorenbrood: 32
    Bosbessen Ontbijt Quinoa: 34
    Gekruide perencompote: 35
    Tofu-scramble met groenten: 36
    Zoete Aardappel Hash Browns: 38
    Cranberry-amandelontbijtrepen: 39
    Pumpkin Spice Overnight Oats: 41
    Citroen-maanzaad scones: 42
    Kokos-chiazaadpudding: 45

Kruidenthee met Citroen: 46
Gepocheerde eieren op Engelse muffins: 47
Kaneel Rozijnenbrood: 48
Vanille rijstpudding: 50

Lichte lunches 53
Kipsalade met appels en walnoten: 53
Linzensoep met Wortelen en Selderij: 54
Wrap met kalkoen en avocado: 56
Quinoasalade met komkommer en tomaat: 57
Tonijnsalade met Griekse Yoghurt: 59
Kikkererwten-spinaziestoofpot: 60
Gegrilde kip- en mangosalade: 62
Komkommer- en dillesandwiches: 64
Tomaten-Basilicumsoep: 65
Eiersalade met magere mayonaise: 67
Gerst- en Groentesoep: 68
Hummus Wrap Met Geroosterde Rode Paprika: 70
Gevulde Paprika's Met Quinoa: 71
Koude Courgette Noedels Met Pesto: 73
Salade van bieten en sinaasappel: 74
Bloemkoolrijst Roerbak: 76
Broccoli-Cheddarsoep: 77
Spinazie en Feta Wrap: 79
Zomerpompoensoep: 80
Bessenspinaziesalade: 82

Stevige diners 84
Gebakken Citroenkruidkip: 84
Gegrilde Zalm Met Asperges: 85
Kalkoen Gehaktbrood: 87
Gevulde Portobello-champignons: 89

Geroosterde varkenshaas met knoflook en kruiden 90
Spaghettipompoen met Tomaten-Basilicumsaus 92
Gebakken tilapia met citroen en dille 93
Linzen- en groentestoofpot 95
Roerbak Rundvlees Met Broccoli 97
Courgette lasagne 98
Kabobs met kip en groenten 100
Gegrilde garnalen met ananassalsa 102
Aubergine Parmezaanse kaas 104
Kalkoen en zoete aardappel ovenschotel 106
Citroen-rozemarijn kippendijen 108
Gebakken Kabeljauw Met Kruiden 109
Bloemkool Mac en Kaas 111
Kip en Broccoli Alfredo 113
Varkenskarbonades met kruidenkorst 115
Plantaardige Paella 116

Heerlijke snacks en bijgerechten 119

Geroosterde Kikkererwten 119
Natriumarme popcorn 120
Komkommer en Hummus Bites 121
Frietjes van zoete aardappel 122
Gebakken Courgettechips 124
Appelschijfjes met Amandelboter 125
Geroosterde Paprika's 126
Wortel- en selderijsticks met Griekse yoghurtdip 127
Gemarineerde Olijven 129
Boerenkool chips 130
Aardbeien- en basilicumsalade 131
Knoflook Gepureerde Bloemkool 133
Bietenchips 134

Komkommersalade met azijn.. 135
Geroosterde Pompoen.. 137
Gebakken sperziebonen met amandelen... 138
Paprikareepjes Met Guacamole.. 140
Gestoomde Edamame... 141
Met spinazie en feta gevulde champignons... 142
Citroen-dille-wortelstokjes... 144

Zoete lekkernijen.. 146
Gemengde bessensorbet.. 146
Appel knapperig... 147
Citroenrepen... 149
Kokos bitterkoekjes.. 150
Chiazaadpudding met mango.. 152
Gebakken Appels Met Kaneel.. 153
Bosbessen-citroenijslolly's... 155
Bananenbrood met weinig suiker... 156
Frambozengelato... 158
Pompoentaartbeten... 159
Amandelboterkoekjes.. 161
Peren- en gembercompote.. 162
Chocolade-Avocadomousse.. 164
Strawberry Shortcake.. 165
Ananas ondersteboven cake... 167
Kaneel Geroosterde Perziken.. 169
Vanille-amandelmelkpudding.. 170
Cranberry-sinaasappelscones... 171
Limoensorbet... 173
Met chocolade bedekte aardbeien.. 175

Conclusie... 177
Een uitgebalanceerd dieet handhaven met CKD................................. 177

Tips voor uit eten gaan.. 178
Gehydrateerd blijven... 180
Controle van uw gezondheid... 180

Hoofdstuk 1:

INVOERING

Leven met chronische nierziekte kan unieke uitdagingen met zich meebrengen, en het is van cruciaal belang om het belang van een niervriendelijk dieet te begrijpen. Fase 3 chronische nierziekte duidt op matige nierschade, en het wordt steeds belangrijker om uw dieet te beheren om de nierfunctie en de algehele gezondheid te ondersteunen. Met de juiste aanpak kunt u nog steeds genieten van een breed scala aan smaakvolle en bevredigende maaltijden terwijl u voor uw nieren zorgt.

In dit kookboek gaan we dieper in op de voedingsrichtlijnen voor chronische nierziekte fase 3, waarbij we de belangrijkste voedingsstoffen benadrukken die we moeten beperken of monitoren, en de voedingsstoffen die gunstig zijn voor uw welzijn. Je ontdekt het belang van het beheersen van de inname van natrium, kalium en fosfor, en begrijpt de rol van eiwitten, vochtbalans en andere essentiële voedingsstoffen bij het beheersen van chronische nierziekte.

We begrijpen dat koken voor chronische nierziekte fase 3 overweldigend kan zijn, vooral als je gewend bent aan bepaalde ingrediënten en smaken. Daarom is dit kookboek hier om u door het proces te begeleiden en u kennis te laten maken met niervriendelijke ingrediënten, kooktechnieken en smaakversterkende kruiden en specerijen die uw maaltijden zowel gezond als heerlijk kunnen maken.

In dit boek vindt u een gevarieerde selectie recepten, zorgvuldig samengesteld om te voldoen aan de voedingsbehoeften van senioren met chronische nierziekte fase 3. Van voedzame ontbijtopties tot bevredigende hoofdgerechten en heerlijke desserts: we hebben een reeks recepten toegevoegd voor verschillende behoeften. smaak en dieetvoorkeuren. Elk recept wordt geleverd met gedetailleerde instructies, voedingsfeiten en serveersuggesties, zodat u gemakkelijker uw maaltijden kunt plannen en uw voedingsinname kunt bijhouden.

Houd er rekening mee dat dit kookboek niet bedoeld is om het advies van uw zorgverlener of geregistreerde diëtist te vervangen. Het is altijd belangrijk om een zorgverlener te raadplegen om uw voedingsplan te personaliseren op basis van uw specifieke behoeften en medische toestand.

We hopen dat dit CKD Fase 3 Kookboek voor senioren een waardevolle hulpbron wordt op uw reis naar het beheersen van uw niergezondheid terwijl u geniet van heerlijke maaltijden. Laten we samen aan dit culinaire avontuur beginnen en een wereld van smaken ontdekken die u zullen helpen gedijen op uw CKD-reis!

CKD stadium 3 begrijpen:

Chronische nierziekte (CKD) is een progressieve aandoening die wordt gekenmerkt door het geleidelijke verlies van de nierfunctie in de loop van de tijd. CKD wordt geclassificeerd in vijf fasen, waarbij fase 3 duidt op matige nierschade. Het is van cruciaal belang om een goed begrip te hebben van chronische nierziekte stadium 3 om de aandoening effectief te kunnen behandelen.

In fase 3 functioneren de nieren nog steeds, maar niet zo efficiënt als ze zouden moeten. Dit betekent dat ze moeite kunnen hebben met het filteren van afvalproducten en overtollig vocht uit het lichaam. Het is essentieel om tijdens deze fase de gezondheid van uw nieren te controleren en te beheren om verdere schade te voorkomen en het algehele welzijn te behouden.

Een van de belangrijkste doelen bij de behandeling van chronische nierziekte stadium 3 is het vertragen van de progressie van de ziekte en het zo lang mogelijk behouden van de nierfunctie. Dit kan worden bereikt door aanpassingen van de levensstijl, waaronder het aannemen van een niervriendelijk dieet.

Voedingsbehoeften voor CKD-patiënten:

Als het om chronische nierziekte stadium 3 gaat, is het begrijpen van uw voedingsbehoeften van het allergrootste belang. Een niervriendelijk dieet heeft tot doel de belasting van de nieren te minimaliseren en een evenwicht van essentiële voedingsstoffen te behouden om de algehele gezondheid te ondersteunen. Laten we eens kijken naar de belangrijkste voedingsoverwegingen voor CKD-patiënten:

1. Eiwit: Eiwit is een belangrijke voedingsstof voor het lichaam, maar in stadium 3 van chronische nierziekte is het noodzakelijk om de eiwitinname te controleren. Het consumeren van overmatige eiwitten kan de nieren belasten. Een voldoende hoeveelheid hoogwaardige eiwitten is echter nog steeds essentieel voor het behoud van de spiermassa en de ondersteuning van de algehele gezondheid. Uw zorgverlener of diëtist zal u begeleiden bij de juiste eiwitinname voor uw specifieke behoeften.

2. Natrium: Natrium, dat vaak in zout wordt aangetroffen, kan bijdragen aan het vasthouden van vocht en hoge bloeddruk, die beide de nieren extra kunnen belasten. Het is belangrijk om het natriumgehalte in uw dieet te beperken door de consumptie van bewerkte en verpakte voedingsmiddelen te verminderen, omdat deze vaak grote hoeveelheden natrium bevatten. Kies in plaats daarvan voor verse ingrediënten en gebruik kruiden en specerijen om smaak aan uw maaltijden toe te voegen.

3. Kalium: In stadium 3 van chronische nierziekte kunnen de nieren problemen hebben met het handhaven van de juiste kaliumbalans in het lichaam. Hoge kaliumspiegels kunnen schadelijk zijn en leiden tot een

onregelmatige hartslag en andere complicaties. Het is belangrijk om de kaliuminname te matigen door voedingsmiddelen met een hoog kaliumgehalte, zoals bananen, sinaasappels, tomaten en aardappelen, te vermijden. Uw zorgverlener of diëtist zal u begeleiden bij het bepalen van de juiste kaliumspiegel voor uw specifieke behoeften.

4. Fosfor: De nieren spelen een cruciale rol bij het reguleren van het fosforgehalte in het lichaam. In stadium 3 van chronische nierziekte kan fosfor zich ophopen, wat kan leiden tot bot- en hartproblemen. Het is belangrijk om fosforrijk voedsel zoals zuivelproducten, noten en vleeswaren te beperken. Bovendien kan het innemen van fosfaatbinders, zoals voorgeschreven door uw zorgverlener, helpen het fosforgehalte onder controle te houden.

5. Vloeistofbalans: Het handhaven van een goede vochtbalans is essentieel voor personen met chronische nierziekte stadium 3. Uw zorgverlener of diëtist zal u begeleiden bij de juiste vochtinname op basis van uw specifieke behoeften, rekening houdend met factoren zoals de urineproductie en de aanwezigheid van andere medische hulpmiddelen. voorwaarden.

Naast deze belangrijke overwegingen is het belangrijk om je te concentreren op het handhaven van een evenwichtig en gevarieerd dieet dat een scala aan fruit, groenten, volle granen en gezonde vetten omvat. Deze bieden essentiële vitamines, mineralen en antioxidanten die de algehele gezondheid en het welzijn ondersteunen.

Houd er rekening mee dat de voedingsbehoeften van elk individu kunnen variëren, en het is van cruciaal belang om nauw samen te werken met uw zorgverlener of geregistreerde diëtist om een persoonlijk voedingsplan te ontwikkelen dat aan uw specifieke behoeften voldoet. Zij houden rekening met uw algehele gezondheid, nierfunctie en eventuele andere medische aandoeningen die u heeft.

Door uw voedingsbehoeften te begrijpen en weloverwogen voedingskeuzes te maken, kunt u een actieve rol spelen bij het beheersen van chronische nierziekte fase 3 en het bevorderen van uw algehele welzijn. In de volgende hoofdstukken van dit kookboek vindt u heerlijke recepten die aansluiten bij de voedingsoverwegingen voor chronische nierziekte stadium 3, zodat u voedzame en niervriendelijke maaltijden kunt bereiden.

Hoe dit kookboek te gebruiken:

Dit kookboek is bedoeld als praktische gids voor senioren met chronische nierziekte stadium 3 en hun verzorgers. Hier zijn enkele tips om het meeste uit dit kookboek te halen:

1. Maak uzelf vertrouwd met de recepten: Neem de tijd om door de recepten te bladeren en maak kennis met de verscheidenheid aan gerechten die inbegrepen zijn. Noteer de recepten die uw interesse wekken en passen bij uw voedingsvoorkeuren.

2. Lees de receptinstructies: Lees de instructies zorgvuldig door voordat u met een recept begint. Maak uzelf vertrouwd met de benodigde kooktechnieken en apparatuur. Dit helpt u bij het plannen van uw tijd en zorgt voor een soepel kookproces.

3. Let op de portiegroottes: Elk recept in dit kookboek geeft portiegroottes en voedingsinformatie. Let op de portiegroottes om ervoor te zorgen dat u de juiste porties consumeert die aansluiten bij uw voedingsbehoeften.

4. Pas de recepten aan: U kunt de recepten gerust aanpassen op basis van uw smaakvoorkeuren en dieetwensen. Als u de hoeveelheden ingrediënten moet wijzigen of vervangingen moet uitvoeren, raadpleeg dan het gedeelte over vervangingen en wijzigingen van ingrediënten voor richtlijnen.

5. Plan uw maaltijden: Gebruik dit kookboek als hulpmiddel om uw maaltijden voor de week te plannen. Noteer de recepten die u wilt proberen en maak op basis daarvan een boodschappenlijstje. Door vooruit te plannen, kunt u georganiseerd blijven en ervoor zorgen dat u alle benodigde ingrediënten bij de hand heeft.

6. Experimenteer en pas aan: wees niet bang om uw eigen persoonlijke toets aan de recepten toe te voegen. Gebruik kruiden, specerijen en smaakmakers om de smaak te versterken en de gerechten aangenamer te maken voor uw smaakpapillen. Koken moet een creatieve en plezierige ervaring zijn!

7. Houd uw voedingsstoffen bij: Als u uw inname van voedingsstoffen nauwlettend in de gaten houdt, wilt u misschien een voedingsdagboek bijhouden of een geregistreerde diëtist raadplegen. Hiermee kunt u uw natrium-, kalium-, fosfor- en eiwitconsumptie bijhouden, zodat u binnen de aanbevolen limieten blijft.

Tips voor koken met chronische nierziekte:

Koken met chronische nierziekte fase 3 in gedachten vereist een aantal speciale overwegingen. Hier zijn een paar tips waar u rekening mee moet houden bij het bereiden van niervriendelijke maaltijden:

1. Spoel ingeblikt voedsel af: Als u ingeblikt voedsel zoals bonen of groenten gebruikt, spoel dit dan grondig af onder stromend water om het natriumgehalte te verminderen.

2. Week voedsel met een hoog kaliumgehalte: Als u groenten met een hoog kaliumgehalte gebruikt, zoals aardappelen of winterpompoen, overweeg dan om ze een paar uur in water te laten weken om het kaliumgehalte te helpen verminderen.

3. Kies voor verse ingrediënten: kies waar mogelijk verse ingrediënten boven verwerkt of verpakt voedsel. Vers fruit, groenten en magere eiwitten bevatten over het algemeen minder natrium en andere additieven.

4. Gebruik kruiden en specerijen: Experimenteer met kruiden en specerijen om de smaak van uw maaltijden te verbeteren zonder afhankelijk te zijn van zout. Opties als knoflook, gember, kurkuma, rozemarijn en basilicum kunnen diepte en smaak aan uw gerechten toevoegen.

5. Oefen met portiecontrole: let op de portiegroottes om overeten te voorkomen. Gebruik maatbekers of een voedselweegschaal om ervoor te zorgen dat u de juiste hoeveelheden eiwitten, granen en andere ingrediënten binnenkrijgt.

Vervangingen en wijzigingen van ingrediënten:

Soms moet u mogelijk de recepten vervangen of aanpassen om aan uw voedingsbehoeften of beschikbaarheid van ingrediënten te voldoen. Hier zijn enkele veel voorkomende ingrediëntenwissels die u kunt overwegen:

1. Zoutvervangers: Als u natrium wilt beperken, probeer dan zoutvervangers of kruiden en specerijen te gebruiken om smaak aan uw gerechten toe te voegen.

2. Vervangingen met een laag kaliumgehalte: Voor ingrediënten met een hoog kaliumgehalte, zoals bananen, tomaten of sinaasappels, kunt u deze vervangen door opties met een lager kaliumgehalte, zoals appels, komkommers of bessen.

3. Fosforbeheersing: Als u het fosforgehalte wilt beperken, kies dan voor zuivelalternatieven met een laag fosforgehalte, zoals amandelmelk, rijstmelk of kokosmelk in plaats van gewone koemelk.

4. Eiwitaanpassingen: Als u uw eiwitinname moet aanpassen, raadpleeg dan uw arts of diëtist voor advies over het kiezen van de juiste eiwitbronnen en portiegroottes.

Vergeet niet dat het belangrijk is om uw arts of geregistreerde diëtist te raadplegen voordat u belangrijke wijzigingen in uw dieet aanbrengt. Zij kunnen u gepersonaliseerde aanbevelingen geven en ervoor zorgen dat u de juiste keuzes maakt voor uw specifieke behoeften.

Door de richtlijnen in dit kookboek te volgen, tips op te nemen voor het koken met chronische nierziekte en de nodige vervangingen of aanpassingen van ingrediënten aan te brengen, kunt u vol vertrouwen niervriendelijke maaltijden bereiden die zowel heerlijk zijn als uw algehele gezondheid ondersteunen. Geniet van uw culinaire reis.

CKD fase 3 maaltijdplan voor senioren

Onthoud altijd:

- Beperk de natriuminname tot ongeveer 1.500 mg per dag.
- Controleer de kalium- en fosforinname zoals geadviseerd door uw arts.
- Kies volle granen boven geraffineerde granen.
- Voeg voldoende fruit en groenten toe (houd in sommige gevallen rekening met het kaliumgehalte).
- Gebruik kruiden en specerijen voor de smaak in plaats van zout.
- Drink de hele dag veel water (tenzij de vloeistof door uw arts wordt beperkt).

Dag 1:

- **Ontbijt:** Roerei met gehakte tomaten en spinazie, volkoren toast met avocado
- **Lunch:** Gegrilde kipsalade met gemengde groenten, natriumarme vinaigrette, appelschijfjes
- **Diner:** Gebakken zalm met geroosterde asperges en bruine rijst

Dag 2:

- **Ontbijt:** Havermout met bessen en een snufje gehakte noten
- **Lunch:** Vegetarische linzensoep met volkorenbrood, salade
- **Diner:** Kalkoenchili met natriumarme bruine bonen en maisbrood (gemaakt met een kaliumvervanger)

Dag 3:

- **Ontbijt:** Volkorenpannenkoekjes met bosbessen en magere yoghurt
- **Lunch:** Broodje tonijnsalade op volkoren brood met sla en tomaat, salade
- **Diner:** Roerbakkip met bruine rijstnoedels en gemengde groenten (kaliumarme opties aanbevolen)

Dag 4:

- **Ontbijt:** Smoothie gemaakt met magere yoghurt, banaan en spinazie
- **Lunch:** Zwarte bonenburgers op volkorenbroodjes met zoete aardappelfrietjes
- **Diner:** Gebakken kabeljauw met geroosterde spruitjes en quinoa

Dag 5:

- **Ontbijt:** Gepocheerde eieren op volkoren toast met gesneden avocado
- **Lunch:** Caesarsalade met kip en een lichte natriumarme dressing
- **Diner:** Vegetarische chili met gehakte groenten en bruine rijst

Dag 6:

- **Ontbijt:** Volkorenpannenkoekjes met appelmoes en een snufje kaneel
- **Lunch:** Restje roerbakkip van dag 3
- **Diner:** Gebakken zalm met gestoomde broccoli en bruine rijst

Dag 7:

- **Ontbijt:** Roerei met gehakte champignons en uien, volkoren toast
- **Lunch:** Broodje kipsalade op volkoren brood met sla en tomaat, wortelstokjes

- **Diner:** Vegetarische lasagne gemaakt met volkoren noedels en natriumricotta met een laag natriumgehalte (let op het kaliumgehalte in groenten)

Dag 8:

- **Ontbijt:** Havermout met gehakte noten en een scheutje honing
- **Lunch:** Tonijnnoedelschotel gemaakt met volkoren pasta en natriumarme champignonsoep
- **Diner:** Kalkoengehaktballetjes met marinarasaus en volkorenspaghetti

Dag 9:

- **Ontbijt:** Volkorenwafels met plakjes banaan en magere yoghurt
- **Lunch:** Overgebleven vegetarische chili van dag 5
- **Diner:** Gebakken kipfilet met geroosterde zoete aardappel en sperziebonen

Dag 10:

- **Ontbijt:** Smoothie gemaakt met magere yoghurt, bessen en spinazie
- **Lunch:** Kipsalade met gemengde groenten, natriumarme vinaigrette, plakjes peer
- **Diner:** Gebakken vis met geroosterde bloemkool en quinoa

Dag 11:

- **Ontbijt:** Volkorenpannenkoekjes met ricottakaas en perziken
- **Lunch:** Linzensoep met salade en volkoren crackers
- **Diner:** Gebakken kabeljauw met geroosterde courgette en quinoa

Dag 12:

- **Ontbijt:** Roerei met gehakte paprika en uien, volkoren toast
- **Lunch:** Caesarsalade met kip, lichte natriumarme dressing en volkoren croutons (let op kalium in de dressing)
- **Diner:** Vegetarische chili met bruine rijst en een klodder magere zure room (vermijd opties met een hoog kaliumgehalte)

Dag 13:

- **Ontbijt:** Havermout met gehakte peer en een snufje kaneel
- **Lunch:** Wrap met kalkoen en groenten op een volkoren tortilla met hummus
- **Diner:** Gebakken zalm met gestoomde asperges en bruine rijst

Dag 14:

- **Ontbijt:** Smoothie gemaakt met magere yoghurt, banaan en spinazie
- **Lunch:** Overgebleven vegetarische chili van dag 11
- **Diner:** Roerbakkip met zilvervliesrijst en kaliumarme groenten (broccoli, wortels)

Dag 15:

- **Ontbijt:** Gepocheerde eieren op volkoren toast met gesneden avocado
- **Lunch:** Broodje tonijnsalade op volkoren brood met sla en tomaat, salade
- **Diner:** Vegetarische lasagne met volkoren noedels en natriumarme ricotta (let op het kaliumgehalte in groenten)

Dag 16:

- **Ontbijt:** Volkorenpannenkoekjes met appelmoes en een snufje kaneel
- **Lunch:** Overgebleven roerbakkip van dag 14

- **Diner:** Gebakken kabeljauw met geroosterde spruitjes en quinoa

Dag 17:

- **Ontbijt:** Roerei met gehakte champignons en spinazie, volkoren toast
- **Lunch:** Kipnoedelsoep met volkoren noedels (natriumarme bouillon) en een salade
- **Diner:** Kalkoengehaktballetjes met marinarasaus en volkorenspaghetti

Dag 18:

- **Ontbijt:** Havermout met gehakte noten en een scheutje honing
- **Lunch:** Tonijnsmelt op volkorenbrood met natriumarme kaas (let op kaliumgehalte)
- **Diner:** Gebakken kipfilet met geroosterde zoete aardappel en sperziebonen

Dag 19:

- **Ontbijt:** Smoothie gemaakt met magere yoghurt, bessen en spinazie
- **Lunch:** Kipsalade met gemengde groenten, natriumarme vinaigrette, plakjes peer
- **Diner:** Gebakken vis met geroosterde bloemkool en quinoa

Dag 20:

- **Ontbijt:** Volkorenwafels met plakjes banaan en magere yoghurt
- **Lunch:** Linzensoep met salade en volkoren crackers
- **Diner:** Vegetarische chili met bruine rijst en een snufje geraspte Parmezaanse kaas (vermijd opties met een hoog kaliumgehalte)

Dag 21:

- **Ontbijt:** Volkoren muffins met bosbessen en een snufje gehakte noten
- **Lunch:** Caesarsalade met kip, lichte natriumarme dressing en volkoren croutons (let op kalium in de dressing)
- **Diner:** Gebakken zalm met geroosterde asperges en quinoa

Dag 22:

- **Ontbijt:** Roerei met gehakte tomaten en spinazie, volkoren toast
- **Lunch:** Wrap met kalkoen en groenten op een volkoren tortilla met hummus
- **Diner:** Vegetarische chili met bruine rijst en een klodder magere zure room (vermijd opties met een hoog kaliumgehalte)

Dag 23:

- **Ontbijt:** Havermout met gehakte appel en een snufje kaneel
- **Lunch:** Broodje tonijnsalade op volkoren brood met sla en tomaat, salade
- **Diner:** Roerbakkip met bruine rijstnoedels en kaliumarme groenten (broccoli, wortels)

Dag 24:

- **Ontbijt:** Smoothie gemaakt met magere yoghurt, banaan en spinazie
- **Lunch:** Overgebleven vegetarische chili van dag 22
- **Diner:** Gebakken kabeljauw met geroosterde spruitjes en quinoa

Dag 25:

- **Ontbijt:** Gepocheerde eieren op volkoren toast met gesneden avocado
- **Lunch:** Kipnoedelsoep met volkoren noedels (natriumarme bouillon) en een salade

- **Diner:** Kalkoengehaktballetjes met marinarasaus en volkorenspaghetti

Dag 26:

- **Ontbijt:** Volkorenpannenkoekjes met ricottakaas en perziken
- **Lunch:** Overgebleven roerbakkip van dag 23
- **Diner:** Gebakken kipfilet met geroosterde zoete aardappel en sperziebonen

Dag 27:

- **Ontbijt:** Roerei met gehakte champignons en uien, volkoren toast
- **Lunch:** Linzensoep met salade en volkoren crackers
- **Diner:** Vegetarische lasagne met volkoren noedels en natriumarme ricotta (let op het kaliumgehalte in groenten)

Dag 28:

- **Ontbijt:** Havermout met gehakte noten en een scheutje honing
- **Lunch:** Tonijnsmelt op volkorenbrood met natriumarme kaas (let op kaliumgehalte)
- **Diner:** Gebakken vis met geroosterde bloemkool en quinoa

Dag 29:

- **Ontbijt:** Smoothie gemaakt met magere yoghurt, bessen en spinazie
- **Lunch:** Kipsalade met gemengde groenten, natriumarme vinaigrette, plakjes peer
- **Diner:** Vegetarische chili met bruine rijst en een snufje geraspte Parmezaanse kaas (vermijd opties met een hoog kaliumgehalte)

Dag 30:

- **Ontbijt:** Volkorenwafels met plakjes banaan en magere yoghurt
- **Lunch:** Roerei met gehakte paprika en uien, volkoren toast
- **Diner:** Gebakken zalm met gestoomde asperges en bruine rijst

Geniet van deze heerlijke doses heerlijke en voedzame maaltijden, ontworpen om uw chronische nierziekte-management te ondersteunen!

Hoofdstuk 2:

Ontbijt lekkernijen

Havermout met verse bessen:

Bereidingstijd: 5 minuten

Kooktijd: 10 minuten

Porties: 2

Ingrediënten:

- 1 kop gerolde haver

- 2 kopjes water

- Snufje zout

- 1/2 kopje verse bessen (zoals bosbessen, aardbeien of frambozen)

- 1 eetlepel gehakte noten (optioneel)

- 1 eetlepel honing of een suikerarme zoetstof (optioneel)

Routebeschrijving:

1. Breng water in een pan aan de kook.

2. Voeg de havermout en een snufje zout toe. Zet het vuur laag en laat 5-7 minuten sudderen, af en toe roeren, tot de haver gaar is en de gewenste consistentie heeft bereikt.

3. Haal de havermout van het vuur en verdeel het over twee kommen.

4. Bestrooi elke kom met verse bessen en gehakte noten, indien gewenst.

5. Besprenkel met honing of een zoetstof met een laag suikergehalte, indien gewenst.

6. Serveer warm en geniet ervan!

Voeding (per portie):

- Calorieën: 200

- Eiwit: 6 g

- Koolhydraten: 36 g

- Vet: 4 g

- Vezels: 5 g

Roereiwit met Spinazie:

Bereidingstijd: 5 minuten

Kooktijd: 10 minuten

Porties: 2

Ingrediënten:

- 4 grote eiwitten

- 1 kopje verse spinazieblaadjes

- 1 eetlepel olijfolie

- Zout en peper naar smaak

Routebeschrijving:

1. Klop de eiwitten in een middelgrote kom schuimig. Breng op smaak met zout en peper.

2. Verhit olijfolie in een koekenpan met antiaanbaklaag op middelhoog vuur.

3. Voeg de spinazieblaadjes toe en bak 1-2 minuten tot ze geslonken zijn.

4. Giet het opgeklopte eiwit in de koekenpan met de spinazie.

5. Kook, al roerend, tot de eieren gaar zijn en tot de gewenste consistentie zijn gemengd.

6. Haal van het vuur en serveer warm.

Voeding (per portie):

- Calorieën: 80

- Eiwit: 14 g

- Koolhydraten: 1 g

- Vet: 2 g

- Vezels: 0 g

Smoothie met laag fosforgehalte:

Bereidingstijd: 5 minuten

Porties: 1

Ingrediënten:

- 1 kopje ongezoete amandelmelk

- 1/2 kop bevroren bessen (zoals aardbeien, bosbessen of frambozen)

- 1/2 kleine banaan

- 1 eetlepel amandelboter

- IJsblokjes (optioneel)

Routebeschrijving:

1. Meng amandelmelk, bevroren bessen, banaan en amandelboter in een blender.

2. Meng tot een glad en romig mengsel.

3. Voeg indien gewenst een paar ijsblokjes toe en mix opnieuw tot alles goed gemengd en gekoeld is.

4. Giet in een glas en geniet ervan!

Voeding (per portie):

- Calorieën: 250

- Eiwit: 6 g

- Koolhydraten: 28 g

- Vet: 15 g

- Vezels: 7 g

Appel-kaneelmuffins:

Voorbereidingstijd: 15 minuten

Kooktijd: 25 minuten

Porties: 12 muffins

Ingrediënten:

- 2 kopjes All-purpose Flour

- 1 theelepel bakpoeder

- 1/2 theelepel zuiveringszout

- 1/2 theelepel gemalen kaneel

- 1/4 theelepel zout

- 2 grote eieren

- 1/2 kop ongezoete appelmoes

- 1/2 kopje magere yoghurt

- 1/4 kopje honing of een zoetstof met weinig suiker

- 1 theelepel vanille-extract

- 1 middelgrote appel, geschild en in blokjes gesneden

Routebeschrijving:

1. Verwarm de oven voor op 175°C. Bekleed een muffinvorm met papieren bakvormen of vet de vormpjes lichtjes in.

2. Meng in een grote kom de bloem, bakpoeder, zuiveringszout, kaneel en zout.

3. Klop in een andere kom de eieren, appelmoes, yoghurt, honing en vanille-extract tot ze goed gemengd zijn.

4. Giet de natte ingrediënten bij de droge ingrediënten en roer tot ze net gemengd zijn. Niet overmixen.

5. Spatel voorzichtig de in blokjes gesneden appel erdoor.

6. Verdeel het beslag gelijkmatig over de muffinvormpjes en vul ze elk voor ongeveer 3/4 vol.

7. Bak gedurende 20-25 minuten of totdat een tandenstoker die je in het midden van de muffin steekt er schoon uitkomt.

8. Haal het uit de oven en laat het een paar minuten in de pan afkoelen voordat je het op een rooster legt om volledig af te koelen.

Voeding (per muffin):

- Calorieën: 130

- Eiwit: 3 g

- Koolhydraten: 27 g

- Vet: 1 g

- Vezels: 1 g

Rijstpap met Amandelmelk:

Bereidingstijd: 5 minuten

Kooktijd: 30 minuten

Porties: 2

Ingrediënten:

- 1/2 kopje witte rijst

- 2 kopjes ongezoete amandelmelk

- 1 eetlepel honing of een suikerarme zoetstof

- 1/4 theelepel gemalen kaneel

- 1/4 theelepel vanille-extract

- Gesneden amandelen ter garnering (optioneel)

Routebeschrijving:

1. Spoel de rijst af onder koud water tot het water helder is.

2. Meng de gespoelde rijst en de amandelmelk in een pan. Breng op middelhoog vuur aan de kook.

3. Zet het vuur laag, dek de pan af en laat ongeveer 25-30 minuten sudderen, af en toe roerend, tot de rijst gaar is en het mengsel ingedikt is tot een papachtige consistentie.

4. Roer de honing, gemalen kaneel en vanille-extract erdoor.

5. Haal van het vuur en laat het iets afkoelen.

6. Serveer de rijstepap warm, eventueel gegarneerd met gesneden amandelen.

Voeding (per portie):

- Calorieën: 220

- Eiwit: 4 g

- Koolhydraten: 43 g

- Vet: 4 g

- Vezels: 1 g

Bananenpannenkoekjes:

Bereidingstijd: 10 minuten

Kooktijd: 10 minuten

Porties: 2 (6 kleine pannenkoekjes)

Ingrediënten:

- 1 rijpe banaan, gepureerd

- 2 grote eieren

- 1/2 theelepel vanille-extract

- 1/2 kop volkorenmeel

- 1/2 theelepel bakpoeder

- Snufje zout

- Kookspray of een klein beetje olie voor het invetten van de pan

Routebeschrijving:

1. Klop in een kom de geprakte banaan, de eieren en het vanille-extract tot alles goed gemengd is.

2. Meng in een aparte kom het volkorenmeel, bakpoeder en zout.

3. Voeg de droge ingrediënten toe aan de natte ingrediënten en roer tot ze net gemengd zijn. Niet overmixen.

4. Verhit een koekenpan of bakplaat met antiaanbaklaag op middelhoog vuur. Bestrijk lichtjes met kookspray of een kleine hoeveelheid olie.

5. Giet voor elke pannenkoek een kwart kopje pannenkoekbeslag in de koekenpan.

6. Kook 2-3 minuten, totdat zich belletjes op het oppervlak beginnen te vormen. Draai de pannenkoeken om en bak ze nog eens 1-2 minuten tot ze goudbruin zijn.

7. Herhaal met het resterende beslag.

8. Serveer de bananenpannenkoekjes warm met gewenste toppings zoals verse bessen of een scheutje honing.

Voedingswaarde (per portie, 3 kleine pannenkoekjes):

- Calorieën: 200

- Eiwit: 8 g

- Koolhydraten: 33 g

- Vet: 5 g

- Vezels: 4g

Griekse yoghurt met honing en aardbeien:

Bereidingstijd: 5 minuten

Porties: 1

Ingrediënten:

- 1/2 kop Griekse yoghurt

- 1 eetlepel honing of een suikerarme zoetstof

- 1/2 kop verse aardbeien, in plakjes gesneden

Routebeschrijving:

1. Schep de Griekse yoghurt in een kom.

2. Druppel honing over de yoghurt.

3. Beleg met gesneden aardbeien.

4. Meng de ingrediënten voorzichtig door elkaar.

5. Geniet van de Griekse yoghurt met honing en aardbeien als voedzaam en verfrissend tussendoortje of ontbijtoptie.

Voeding (per portie):

- Calorieën: 150

- Eiwit: 12 g

- Koolhydraten: 23 g

- Vet: 2 g

- Vezels: 2 g

Avocadotoast op volkorenbrood:

Bereidingstijd: 5 minuten

Porties: 1

Ingrediënten:

- 1 sneetje volkorenbrood, geroosterd

- 1/2 rijpe avocado

- Snufje zout

- Snufje zwarte peper

- Optionele toppings: gesneden tomaten, spruitjes of een scheutje citroensap

Routebeschrijving:

1. Rooster het sneetje volkorenbrood goudbruin.

2. Snij de rijpe avocado doormidden, verwijder de pit en schep het vruchtvlees in een kom.

3. Pureer de avocado met een vork tot een gladde massa.

4. Verdeel de gepureerde avocado over het geroosterde brood.

5. Bestrooi met een snufje zout en zwarte peper.

6. Voeg indien gewenst optionele toppings toe, zoals gesneden tomaten, spruitjes of een scheutje citroensap.

7. Serveer de avocadotoost als een gezond en voedzaam ontbijt of tussendoortje.

Voeding (per portie):

- Calorieën: 200

- Eiwit: 5 g

- Koolhydraten: 20 g

- Vet: 12 g

- Vezels: 7 g

Bosbessen Ontbijt Quinoa:

Bereidingstijd: 5 minuten

Kooktijd: 20 minuten

Porties: 2

Ingrediënten:

- 1/2 kop quinoa, afgespoeld

- 1 kopje water

- 1/2 kop verse of bevroren bosbessen

- 1 eetlepel honing of een suikerarme zoetstof

- 1/4 theelepel vanille-extract

- Optionele toppings: gesneden amandelen, geraspte kokosnoot of een snufje kaneel

Routebeschrijving:

1. Meng de gespoelde quinoa en het water in een pan. Breng op middelhoog vuur aan de kook.

2. Zet het vuur laag, dek de pan af en laat ongeveer 15-20 minuten sudderen, of tot de quinoa gaar is en het water is opgenomen.

3. Haal van het vuur en laat het 5 minuten afgedekt staan.

4. Maak de quinoa los met een vork.

5. Roer de bosbessen, honing en vanille-extract erdoor.

6. Serveer de bosbessenontbijtquinoa warm en voeg optionele toppings toe, zoals gesneden amandelen, geraspte kokosnoot of een snufje kaneel voor extra smaak en textuur.

Voeding (per portie):

- Calorieën: 200

- Eiwit: 6 g

- Koolhydraten: 39 g

- Vet: 3 g

- Vezels: 4g

Gekruide perencompote:

Bereidingstijd: 10 minuten

Kooktijd: 15 minuten

Porties: 2

Ingrediënten:

- 2 rijpe peren, geschild, klokhuis verwijderd en in blokjes gesneden

- 1 eetlepel honing of een suikerarme zoetstof

- 1/2 theelepel gemalen kaneel

- 1/4 theelepel gemalen gember

- Snufje nootmuskaat

- 1/4 kopje water

- 1 eetlepel citroensap

Routebeschrijving:

1. Meng in een pan de in blokjes gesneden peren, honing, gemalen kaneel, gemalen gember, nootmuskaat, water en citroensap.

2. Kook op middelhoog vuur, af en toe roerend, gedurende ongeveer 10-15 minuten, of tot de peren gaar zijn en het mengsel ingedikt is.

3. Haal van het vuur en laat het iets afkoelen.

4. Serveer de gekruide perencompote warm als topping voor havermout, yoghurt, pannenkoeken of toast.

Voeding (per portie):

- Calorieën: 80

- Eiwit: 1 g

- Koolhydraten: 21 g

- Vet: 0 g

- Vezels: 4g

Tofu-scramble met groenten:

Bereidingstijd: 10 minuten

Kooktijd: 15 minuten

Porties: 2

Ingrediënten:

- 8 ons stevige tofu, uitgelekt en verkruimeld

- 1 eetlepel olijfolie

- 1/2 kleine ui, in blokjes gesneden

- 1/2 paprika, in blokjes gesneden

- 1/2 kopje gesneden champignons

- 1/2 kopje spinazieblaadjes

- 1/2 theelepel gemalen kurkuma

- 1/2 theelepel gemalen komijn

- Zout en peper naar smaak

- Optionele toppings: in blokjes gesneden tomaten, plakjes avocado of gehakte verse kruiden

Routebeschrijving:

1. Verhit olijfolie in een koekenpan op middelhoog vuur.

2. Voeg de in blokjes gesneden ui, paprika en champignons toe aan de koekenpan. Bak 5 minuten tot de groenten gaar zijn.

3. Voeg de verkruimelde tofu, gemalen kurkuma, gemalen komijn, zout en peper toe aan de koekenpan. Roer goed om te combineren.

4. Laat nog 5-7 minuten koken, af en toe roeren, tot de tofu warm is en lichtbruin is.

5. Voeg de spinazieblaadjes toe en kook nog 2 minuten tot ze geslonken zijn.

6. Haal van het vuur en serveer de tofu scramble heet.

7. Werk af met optionele toppings zoals in blokjes gesneden tomaten, plakjes avocado of gehakte verse kruiden voor extra frisheid en smaak.

Voeding (per portie):

- Calorieën: 150

- Eiwit: 12 g

- Koolhydraten: 8 g

- Vet: 9 g

- Vezels: 3 g

Zoete Aardappel Hash Browns:

Bereidingstijd: 10 minuten

Kooktijd: 20 minuten

Porties: 2

Ingrediënten:

- 1 grote zoete aardappel, geschild en geraspt

- 1/2 kleine ui, fijngesneden

- 1 eetlepel olijfolie

- 1/2 theelepel paprikapoeder

- 1/4 theelepel knoflookpoeder

- Zout en peper naar smaak

Routebeschrijving:

1. Doe de geraspte zoete aardappel in een schone theedoek en knijp het overtollige vocht eruit.

2. Meng in een grote kom de geraspte zoete aardappel, de in blokjes gesneden ui, paprika, knoflookpoeder, zout en peper. Goed mengen.

3. Verhit olijfolie in een koekenpan op middelhoog vuur.

4. Voeg het zoete aardappelmengsel toe aan de koekenpan en druk het zachtjes aan om een laag te vormen.

5. Kook ongeveer 10-12 minuten tot de bodem goudbruin is.

6. Draai de hash browns voorzichtig om met een spatel en bak nog eens 8-10 minuten tot de andere kant goudbruin en krokant is.

7. Haal de pan van het vuur en serveer de zoete aardappel-hash browns heet als een heerlijk en voedzaam ontbijtbijgerecht.

Voeding (per portie):

- Calorieën: 150

- Eiwit: 2 g

- Koolhydraten: 20 g

- Vet: 7 g

- Vezels: 4g

Cranberry-amandelontbijtrepen:

Voorbereidingstijd: 15 minuten

Kooktijd: 25 minuten

Porties: 9 repen

Ingrediënten:

- 1 1/2 kopjes ouderwetse haver

- 1/2 kopje amandelmeel

- 1/4 kop gedroogde veenbessen

- 1/4 kopje gesneden amandelen

- 1/4 kopje honing of een zoetstof met weinig suiker

- 2 eetlepels amandelboter

- 1 eetlepel gesmolten kokosolie

- 1/2 theelepel vanille-extract

- 1/4 theelepel zout

Routebeschrijving:

1. Verwarm de oven voor op 175°C. Vet een ovenschaal van 8x8 inch in of bekleed deze met bakpapier.

2. Meng in een grote kom de haver, amandelmeel, gedroogde veenbessen en gesneden amandelen.

3. Meng in een aparte magnetronbestendige kom de honing, amandelboter, gesmolten kokosolie, vanille-extract en zout. Magnetron gedurende 20-30 seconden, of tot het mengsel warm en gemakkelijk roerbaar is.

4. Giet de natte ingrediënten over de droge ingrediënten en roer tot alles goed gemengd is.

5. Breng het mengsel over in de voorbereide ovenschaal en druk het stevig aan.

6. Bak gedurende 20-25 minuten, of tot de randen goudbruin zijn.

7. Haal het uit de oven en laat het volledig afkoelen voordat je het in repen snijdt.

8. Bewaar de cranberry-amandel-ontbijtrepen maximaal een week in een luchtdichte verpakking.

Voeding (per reep):

- Calorieën: 170

- Eiwit: 4 g

- Koolhydraten: 22 g

- Vet: 8 g

- Vezels: 3 g

Pumpkin Spice Overnight Oats:

Bereidingstijd: 5 minuten

Koeltijd: 's nachts

Porties: 2

Ingrediënten:

- 1 kop gerolde haver

- 1 kop ongezoete amandelmelk (of een andere melk naar keuze)

- 1/2 kop pompoenpuree

- 1 eetlepel ahornsiroop of een suikerarme zoetstof

- 1/2 theelepel pompoentaartkruiden

- Optionele toppings: gehakte noten, rozijnen of een snufje kaneel

Routebeschrijving:

1. Meng in een kom of pot de havermout, amandelmelk, pompoenpuree, ahornsiroop en pompoentaartkruiden. Roer goed om te combineren.

2. Dek de kom of pot af en zet deze een nacht of minimaal 4 uur in de koelkast.

3. Roer de overnight oats 's ochtends goed door.

4. Serveer de Pumpkin Spice Night Oats koud of opgewarmd in de magnetron.

5. Werk af met optionele toppings zoals gehakte noten, rozijnen of een snufje kaneel voor extra textuur en smaak.

Voeding (per portie):

- Calorieën: 220

- Eiwit: 7 g

- Koolhydraten: 38 g

- Vet: 5 g

- Vezels: 7 g

Citroen-maanzaad scones:

Voorbereidingstijd: 15 minuten

Kooktijd: 15 minuten

Porties: 8 scones

Ingrediënten:

- 2 kopjes All-purpose Flour

- 1/4 kop kristalsuiker

- 2 theelepels bakpoeder

- 1/2 theelepel zuiveringszout

- 1/4 theelepel zout

- Schil van 1 citroen

- 1 eetlepel maanzaad

- 1/2 kop ongezouten boter, koud en in blokjes

- 1/2 kop karnemelk (of 1/2 kop melk gemengd met 1/2 eetlepel citroensap)

- 1 eetlepel citroensap

- 1 theelepel vanille-extract

- Optioneel glazuur: poedersuiker gemengd met citroensap

Routebeschrijving:

1. Verwarm de oven voor op 200 °C. Bekleed een bakplaat met bakpapier.

2. Meng in een grote kom de bloem, suiker, bakpoeder, zuiveringszout, zout, citroenschil en maanzaad.

3. Voeg de koude boterblokjes toe aan de droge ingrediënten. Snijd met een deegsnijder of je vingers de boter door het bloemmengsel totdat het op grove kruimels lijkt.

4. Klop in een aparte kom de karnemelk, het citroensap en het vanille-extract door elkaar.

5. Giet de natte ingrediënten bij de droge ingrediënten. Roer tot het net gemengd is en er een deeg ontstaat. Zorg ervoor dat u niet overmixt.

6. Leg het deeg op een licht met bloem bestoven oppervlak. Dep het deeg voorzichtig in een cirkel van ongeveer 1 inch dik.

7. Snijd het deeg in 8 partjes en plaats ze op de voorbereide bakplaat.

8. Bak gedurende 12-15 minuten, of tot de scones goudbruin zijn.

9. Haal ze uit de oven en laat ze afkoelen op een rooster.

10. Optioneel: Besprenkel de afgekoelde scones met een glazuur gemaakt van poedersuiker gemengd met citroensap.

11. Serveer de citroenmaanzaadscones met een kopje thee of koffie.

Voeding (per scone):

- Calorieën: 240

- Eiwit: 4 g

- Koolhydraten: 30 g

- Vet: 11 g

- Vezels: 1 g

Kokos-chiazaadpudding:

Bereidingstijd: 5 minuten

Koeltijd: 2 uur of een nacht

Porties: 2

Ingrediënten:

- 1/4 kop chiazaden

- 1 kop kokosmelk (uit blik of doos)

- 1 eetlepel ahornsiroop of een suikerarme zoetstof

- 1/2 theelepel vanille-extract

- Optionele toppings: verse bessen, geraspte kokosnoot of gehakte noten

Routebeschrijving:

1. Meng in een kom of pot de chiazaden, kokosmelk, ahornsiroop en vanille-extract. Roer goed om te combineren.

2. Dek de kom of pot af en zet deze minimaal 2 uur of een hele nacht in de koelkast. Roer het mengsel na het eerste uur om klonteren te voorkomen.

3. Zodra de chiazaadpudding is ingedikt tot een puddingachtige consistentie, roer je hem goed door.

4. Serveer de kokoschiazaadpudding koud.

5. Werk af met optionele toppings zoals verse bessen, geraspte kokosnoot of gehakte noten voor extra textuur en smaak.

Voeding (per portie):

- Calorieën: 220

- Eiwit: 5 g

- Koolhydraten: 16 g

- Vet: 16 g

- Vezels: 10 g

Kruidenthee met Citroen:

Bereidingstijd: 5 minuten

Trektijd: 5 minuten

Porties: 1

Ingrediënten:

- 1 zakje kruidenthee (zoals kamille, pepermunt of gember)

- 1 kopje kokend water

- Verse schijfjes citroen

- Honing of een suikerarme zoetstof (optioneel)

Routebeschrijving:

1. Plaats het kruidentheezakje in een mok.

2. Giet het kokende water over het theezakje en laat het 5 minuten trekken.

3. Verwijder het theezakje en voeg verse schijfjes citroen toe.

4. Zoet het met honing of een suikerarme zoetstof, indien gewenst.

5. Roer goed door en geniet van de kruidenthee met citroen terwijl deze nog warm is.

Opmerking: Experimenteer gerust met verschillende smaken kruidenthee en pas de trektijd aan volgens de instructies op de verpakking voor een optimale smaak.

Gepocheerde eieren op Engelse muffins:

Bereidingstijd: 10 minuten

Kooktijd: 5 minuten

Porties: 2

Ingrediënten:

- 4 grote eieren

- 2 Engelse muffins, gespleten en geroosterd

- Boter of olijfolie, om te smeren

- Zout en peper naar smaak

- Optionele toppings: plakjes avocado, gerookte zalm of verse kruiden

Routebeschrijving:

1. Vul een grote pan met water, ongeveer 5-7 cm diep. Breng het water op middelhoog vuur zachtjes aan de kook.

2. Breek elk ei in een kleine kom of schaaltje en zorg ervoor dat je de dooiers niet breekt.

3. Creëer met een lepel of spatel een zachte draaikolk in het kokende water.

4. Schuif voorzichtig één ei in het midden van de draaikolk. Herhaal dit met de overige eieren en kook ze één voor één.

5. Pocheer de eieren ongeveer 3-4 minuten voor een vloeibaar eigeel of 5-6 minuten voor een steviger eigeel.

6. Terwijl de eieren pocheren, smeer je boter of olijfolie op de geroosterde Engelse muffins.

7. Zodra de eieren klaar zijn, haalt u ze voorzichtig met een schuimspaan uit het water en laat u het overtollige water weglopen.

8. Leg op elke Engelse muffinhelft een gepocheerd ei.

9. Bestrooi met zout en peper naar smaak.

10. Voeg optionele toppings toe, zoals plakjes avocado, gerookte zalm of verse kruiden.

11. Serveer de gepocheerde eieren onmiddellijk op Engelse muffins.

Kaneel Rozijnenbrood:

Voorbereidingstijd: 2 uur en 30 minuten

Kooktijd: 40 minuten

Porties: 1 brood

Ingrediënten:

- 2 kopjes All-purpose Flour

- 1/4 kop kristalsuiker

- 2 theelepels actieve droge gist

- 1/2 theelepel zout

- 1/2 theelepel gemalen kaneel

- 3/4 kopje warme melk

- 2 eetlepels ongezouten boter, gesmolten

- 1/2 kop rozijnen

Voor de vulling:

- 2 eetlepels ongezouten boter, zacht

- 1/4 kop kristalsuiker

- 1 theelepel gemalen kaneel

Voor het glazuur:

- 1/2 kop poedersuiker

- 1-2 eetlepels melk

- 1/2 theelepel vanille-extract

Routebeschrijving:

1. Meng de bloem, suiker, gist, zout en gemalen kaneel in een grote kom.

2. Meng in een aparte kom de warme melk en de gesmolten boter.

3. Giet het melkmengsel bij de droge ingrediënten. Roer totdat er een deeg ontstaat.

4. Leg het deeg op een met bloem bestoven oppervlak en kneed het ongeveer 5 minuten, of tot het glad en elastisch is.

5. Doe het deeg in een ingevette kom, dek af met een schone theedoek en laat het 1-1,5 uur rijzen op een warme plaats, of tot het in volume verdubbeld is.

6. Bereid ondertussen de vulling door de zachte boter, kristalsuiker en gemalen kaneel in een kleine kom te combineren. Opzij zetten.

7. Zodra het deeg is gerezen, drukt u het naar beneden om de lucht te laten ontsnappen. Rol het uit tot een rechthoekige vorm op een met bloem bestoven oppervlak.

8. Verdeel de vulling gelijkmatig over het deeg en laat een kleine rand rond de randen. Strooi de rozijnen over de vulling.

9. Rol het deeg vanaf een van de langere zijden strak op tot een blokvorm.

10. Doe het opgerolde deeg in een ingevette broodvorm. Dek af met de theedoek en laat nog eens 30-45 minuten rijzen.

11. Verwarm de oven voor op 175°C.

12. Bak het kaneel-rozijnenbrood gedurende 35-40 minuten, of tot het goudbruin en gaar is.

13. Haal het uit de oven en laat het een paar minuten afkoelen in de pan. Leg het brood vervolgens op een rooster om volledig af te koelen.

14. Klop in een kleine kom de poedersuiker, de melk en het vanille-extract samen om het glazuur te maken.

15. Sprenkel het glazuur over het afgekoelde kaneel-rozijnenbrood.

16. Snijd het brood en serveer het zoals gewenst. Je kunt het puur eten of geroosterd met boter.

Vanille rijstpudding:

Bereidingstijd: 5 minuten

Kooktijd: 30 minuten

Koeltijd: 2 uur (optioneel)

Porties: 4-6

Ingrediënten:

- 1 kopje witte rijst

- 4 kopjes melk (heel of 2%)

- 1/2 kopje kristalsuiker

- 1 theelepel vanille-extract

- Gemalen kaneel, voor garnering (optioneel)

Routebeschrijving:

1. Spoel de rijst af onder koud water om overtollig zetmeel te verwijderen.

2. Meng de gespoelde rijst, melk en suiker in een grote pan.

3. Zet de pan op middelhoog vuur en breng het mengsel onder af en toe roeren zachtjes aan de kook.

4. Zet het vuur laag en laat de rijst, af en toe roerend, ongeveer 25-30 minuten sudderen, of tot de rijst gaar is en het mengsel ingedikt is.

5. Haal de pan van het vuur en roer het vanille-extract erdoor.

6. Indien gewenst kunt u de rijstpudding een paar uur in de koelkast laten rusten om hem koud te serveren. Anders kun je het meteen warm serveren.

7. Strooi er voor het serveren gemalen kaneel over voor extra smaak en garneer, indien gewenst.

8. Schep de vanillerijstpudding in serveerschalen of glazen.

9. Geniet van de rijstepap warm of gekoeld, afhankelijk van jouw voorkeur.

Opmerking: je kunt de rijstpudding naar wens aanpassen door rozijnen, gehakte noten of een snufje nootmuskaat toe te voegen. Je kunt de zoetheid naar eigen smaak aanpassen door meer of minder suiker toe te voegen.

Hoofdstuk 3:

LICHTE LUNCHES

Kipsalade met appels en walnoten:

Voorbereidingstijd: 15 minuten

Kooktijd: 20 minuten

Porties: 4

Ingrediënten:

- 2 kipfilets zonder bot en zonder vel

- 1 appel, klokhuis verwijderd en in blokjes gesneden

- 1/2 kopje walnoten, gehakt

- 1/4 kop rode ui, fijngehakt

- 1/4 kop gewone Griekse yoghurt

- 1 eetlepel citroensap

- 1 eetlepel Dijon-mosterd

- Zout en peper naar smaak

- Slablaadjes, om te serveren

Routebeschrijving:

1. Verwarm uw grill- of kookplaatgrillpan voor op middelhoog vuur.

2. Kruid de kipfilets met zout en peper.

3. Grill de kip ongeveer 8-10 minuten aan elke kant, of tot hij gaar is. Laat het een paar minuten rusten voordat je het in dunne reepjes snijdt.

4. Meng in een grote kom de in blokjes gesneden appel, gehakte walnoten, rode ui, Griekse yoghurt, citroensap en Dijon-mosterd. Goed mengen.

5. Voeg de gesneden kip toe aan de kom en roer voorzichtig zodat de kip bedekt is met de dressing.

6. Proef en breng eventueel op smaak met peper en zout.

7. Serveer de kipsalade op een bedje van slablaadjes of als vulling voor sandwiches of wraps.

Voeding:

- Deze kipsalade is een voedzame optie en bevat magere eiwitten uit de kip, gezonde vetten uit walnoten en vezels uit appels.

- De Griekse yoghurt voegt romigheid toe zonder overmatig vet, en het citroensap en de Dijon-mosterd zorgen voor een pittige smaak.

- Houd rekening met de portiegroottes, aangezien de voedingswaarde kan variëren op basis van de specifieke merken en hoeveelheden gebruikte ingrediënten.

Linzensoep met Wortelen en Selderij:

Bereidingstijd: 10 minuten

Kooktijd: 45 minuten

Porties: 6

Ingrediënten:

- 1 kop gedroogde linzen, afgespoeld en uitgelekt

- 1 ui, gehakt

- 2 wortels, in blokjes gesneden

- 2 stengels bleekselderij, in blokjes gesneden

- 2 teentjes knoflook, fijngehakt

- 4 kopjes natriumarme groentebouillon

- 1 laurierblad

- 1 theelepel gedroogde tijm

- Zout en peper naar smaak

- Verse peterselie ter garnering (optioneel)

Routebeschrijving:

1. Fruit in een grote pan de gesnipperde ui, wortels, selderij en gehakte knoflook op middelhoog vuur tot ze zacht worden, ongeveer 5 minuten.

2. Voeg de gespoelde linzen, groentebouillon, laurier, gedroogde tijm, zout en peper toe aan de pan. Goed roeren.

3. Breng de soep aan de kook, zet het vuur laag en laat het ongeveer 40 minuten sudderen, of tot de linzen gaar zijn.

4. Haal het laurierblad uit de pot.

5. Gebruik desgewenst een staafmixer om een deel van de soep glad te mixen, of laat de soep grof voor een stevigere textuur.

6. Breng de saus op smaak met zout en peper.

7. Serveer de linzensoep warm, eventueel gegarneerd met verse peterselie.

Voeding:

- Linzen zijn een uitstekende bron van plantaardige eiwitten en voedingsvezels, waardoor deze soep zowel bevredigend als voedzaam is.

- Wortelen en selderij voegen vitamines en mineralen toe, terwijl de natriumarme groentebouillon het natriumgehalte onder controle houdt.

- De soep bevat weinig vet en kan als hoofdgerecht of als bijgerecht worden gegeten.

Wrap met kalkoen en avocado:

Bereidingstijd: 10 minuten

Porties: 2

Ingrediënten:

- 4 grote slablaadjes

- 8 ons plakjes kalkoenfilet

- 1 avocado, in plakjes gesneden

- 1/2 kop kerstomaatjes, gehalveerd

- 2 eetlepels mayonaise of Griekse yoghurt

- Zout en peper naar smaak

Routebeschrijving:

1. Leg de slablaadjes plat op een schoon oppervlak.

2. Verdeel een eetlepel mayonaise of Griekse yoghurt over elk slablad.

3. Verdeel de plakjes kalkoenborst gelijkmatig over de slablaadjes.

4. Beleg de kalkoen met plakjes avocado en halve kerstomaatjes.

5. Breng op smaak met zout en peper.

6. Rol elk slablad strak op tot een wrap.

7. Snijd de wraps diagonaal doormidden en zet ze indien nodig vast met tandenstokers.

8. Serveer de kalkoen- en avocadowraps als een lichte en verfrissende maaltijd of pak ze in voor een handige lunch voor onderweg.

Voeding:

- Deze kalkoen- en avocadowrap biedt een uitgebalanceerde combinatie van magere eiwitten uit de kalkoen, gezonde vetten uit avocado en verse groenten.

- Sla fungeert als een caloriearm alternatief voor traditioneel brood of tortillawraps.

- Pas de hoeveelheid mayonaise of Griekse yoghurt aan naar persoonlijke voorkeur, waarbij je er rekening mee moet houden dat overmatige hoeveelheden het calorie- en vetgehalte kunnen verhogen.

Quinoasalade met komkommer en tomaat:

Voorbereidingstijd: 15 minuten

Kooktijd: 15 minuten

Porties: 4

Ingrediënten:

- 1 kopje quinoa, afgespoeld

- 2 kopjes water

- 1 komkommer, in blokjes gesneden

- 1 kop kerstomaatjes, gehalveerd

- 1/4 kop rode ui, fijngehakt

- 1/4 kop verse peterselie, gehakt

- 2 eetlepels extra vergine olijfolie

- 2 eetlepels citroensap

- Zout en peper naar smaak

Routebeschrijving:

1. Breng het water in een middelgrote pan aan de kook. Voeg de gewassen quinoa toe en zet het vuur laag. Dek af en laat ongeveer 15 minuten sudderen, of tot de quinoa gaar is en het water is opgenomen. Haal van het vuur en laat afkoelen.

2. Meng in een grote kom de gekookte quinoa, de in blokjes gesneden komkommer, kerstomaatjes, rode ui en verse peterselie.

3. Meng in een aparte kleine kom de extra vierge olijfolie en het citroensap om de dressing te maken.

4. Giet de dressing over de quinoasalade en roer voorzichtig zodat alle ingrediënten bedekt zijn.

5. Breng op smaak met zout en peper.

6. Laat de salade een paar minuten staan zodat de smaken zich kunnen vermengen.

7. Serveer de quinoasalade als verfrissend bijgerecht of als lichte maaltijd op zichzelf.

Voeding:

- Quinoa is een voedzaam graan dat een goede bron is van plantaardige eiwitten, voedingsvezels en essentiële mineralen.

- Komkommer en tomaten voegen frisheid en hydratatie toe aan de salade, terwijl rode ui en peterselie bijdragen aan de smaak en het voedingsprofiel.

- De dressing gemaakt met extra vergine olijfolie en citroensap zorgt voor een pittige smaak en gezonde vetten.

- Pas de hoeveelheden kruiden en dressing aan uw persoonlijke voorkeur aan, rekening houdend met de algemene voedingsdoelstellingen.

Tonijnsalade met Griekse Yoghurt:

Bereidingstijd: 10 minuten

Porties: 2

Ingrediënten:

- 1 blikje tonijn, uitgelekt

- 1/4 kopje in blokjes gesneden bleekselderij

- 1/4 kopje in blokjes gesneden rode ui

- 1/4 kopje in blokjes gesneden augurken

- 2 eetlepels gewone Griekse yoghurt

- 1 eetlepel citroensap

- 1 theelepel Dijon-mosterd

- Zout en peper naar smaak

- Slablaadjes, om te serveren

Routebeschrijving:

1. Maak in een middelgrote kom de uitgelekte tonijn met een vork los.

2. Voeg de in blokjes gesneden bleekselderij, rode ui en augurken toe aan de kom en meng goed.

3. Meng in een kleine kom de Griekse yoghurt, het citroensap, de Dijon-mosterd, het zout en de peper.

4. Giet de dressing over het tonijnmengsel en roer voorzichtig tot alles goed gemengd is.

5. Proef en breng indien nodig op smaak.

6. Serveer de tonijnsalade op een bedje slablaadjes of gebruik hem als vulling voor sandwiches of wraps.

Voeding:

- Deze tonijnsalade biedt een eiwitrijke maaltijdoptie, waarbij Griekse yoghurt zorgt voor een romige textuur zonder overtollig vet.

- Selderij, rode ui en augurken voegen knapperigheid en smaak toe terwijl het natriumgehalte onder controle blijft.

- Pas de hoeveelheden ingrediënten en dressing aan volgens persoonlijke voorkeuren en dieetbeperkingen.

Kikkererwten-spinaziestoofpot:

Bereidingstijd: 10 minuten

Kooktijd: 25 minuten

Porties: 4

Ingrediënten:

- 1 eetlepel olijfolie

- 1 ui, gehakt

- 3 teentjes knoflook, fijngehakt

- 1 theelepel gemalen komijn

- 1/2 theelepel gemalen koriander

- 1/4 theelepel kurkuma

- 1 blik kikkererwten (15 ons), afgespoeld en uitgelekt

- 1 blikje tomatenblokjes (14 ons).

- 2 kopjes groentebouillon

- 4 kopjes verse spinazieblaadjes

- Zout en peper naar smaak

Routebeschrijving:

1. Verhit de olijfolie in een grote pan op middelhoog vuur.

2. Voeg de gesnipperde ui en de gehakte knoflook toe aan de pan en bak tot de ui glazig wordt, ongeveer 5 minuten.

3. Roer de gemalen komijn, gemalen koriander en kurkuma erdoor en kook nog een minuut om de kruiden te roosteren.

4. Voeg de kikkererwten, de in blokjes gesneden tomaten (met hun sap) en de groentebouillon toe aan de pan. Roer goed om te combineren.

5. Breng het mengsel aan de kook, zet het vuur laag en laat het ongeveer 15 minuten sudderen, zodat de smaken zich kunnen vermengen.

6. Voeg de verse spinazieblaadjes toe aan de pot en roer tot ze verwelken en zacht worden, ongeveer 2-3 minuten.

7. Breng de stoofpot op smaak met zout en peper.

8. Serveer de stoofpot van kikkererwten en spinazie warm als een bevredigende en voedzame maaltijd.

Voeding:

- Deze stoofpot combineert eiwitrijke kikkererwten met voedzame spinazie en biedt een goed afgeronde maaltijdoptie.

- De kruiden voegen smaak en diepte toe aan het gerecht, terwijl de groentebouillon het natriumgehalte onder controle houdt.

- Pas de specerijen en kruiden aan volgens persoonlijke smaakvoorkeuren.

Gegrilde kip- en mangosalade:

Voorbereidingstijd: 15 minuten

Kooktijd: 15 minuten

Porties: 2

Ingrediënten:

- 2 kipfilets zonder bot en zonder vel

- 1 mango, geschild en in blokjes gesneden

- 1/2 rode paprika, in blokjes gesneden

- 1/4 kopje rode ui, fijngehakt

- 2 eetlepels gehakte verse koriander

- 1 eetlepel limoensap

- 1 eetlepel olijfolie

- Zout en peper naar smaak

- Gemengde groene salades, om te serveren

Routebeschrijving:

1. Verwarm uw grill- of kookplaatgrillpan voor op middelhoog vuur.

2. Kruid de kipfilets met zout en peper.

3. Grill de kip ongeveer 6-8 minuten aan elke kant, of tot hij gaar is. Laat het een paar minuten rusten voordat je het in dunne reepjes snijdt.

4. Meng in een grote kom de in blokjes gesneden mango, rode paprika, rode ui, gehakte koriander, limoensap, olijfolie, zout en peper. Goed roeren om te combineren.

5. Voeg de gesneden gegrilde kip toe aan de kom en meng deze voorzichtig met de mangosalade.

6. Proef en breng indien nodig op smaak.

7. Serveer de gegrilde kip-mangosalade op een bedje van gemengde sla voor een verfrissende en bevredigende maaltijd.

Voeding:

- Deze salade biedt een balans tussen magere eiwitten van de gegrilde kip, de natuurlijke zoetheid van mango en een verscheidenheid aan levendige groenten.

- Het limoensap en de koriander voegen een pittige en verfrissende smaak toe, terwijl de olijfolie een gezonde bron van vet is.

- Pas de hoeveelheden ingrediënten en dressing aan volgens persoonlijke voorkeuren en voedingsbehoeften.

Komkommer- en dillesandwiches:

Bereidingstijd: 10 minuten

Porties: 2

Ingrediënten:

- 4 sneetjes brood (volkoren of naar keuze)

- 1 grote komkommer, in dunne plakjes gesneden

- 4 eetlepels roomkaas

- 2 eetlepels verse dille, gehakt

- Zout en peper naar smaak

Routebeschrijving:

1. Verdeel de roomkaas gelijkmatig over alle vier de sneetjes brood.

2. Verdeel de dun gesneden komkommer over twee sneetjes brood.

3. Strooi gehakte dille over de plakjes komkommer.

4. Breng op smaak met zout en peper.

5. Leg de overige twee sneetjes brood erop om sandwiches te maken.

6. Druk de sandwiches zachtjes aan om ze bij elkaar te houden.

7. Snijd de sandwiches in gewenste vormen, zoals driehoeken of rechthoeken, indien gewenst.

8. Serveer de sandwiches met komkommer en dille als een lichte en verfrissende snack of lunchoptie.

Voeding:

- Deze sandwiches met komkommer en dille zijn een caloriearme optie, waarbij verse en knapperige komkommer zorgt voor hydratatie en vezels.

- Roomkaas voegt een romig en pittig element toe, terwijl dille een verfrissende smaak biedt.

- Kies volkorenbrood voor extra vezels en voedingsstoffen.

- Pas de hoeveelheden en soorten ingrediënten aan op basis van persoonlijke voorkeuren en voedingsbehoeften.

Tomaten-Basilicumsoep

Bereidingstijd: 10 minuten

Kooktijd: 30 minuten

Porties: 4

Ingrediënten:

- 4 grote tomaten, in stukjes gesneden

- 1 kleine ui, gehakt

- 2 teentjes knoflook, fijngehakt

- 1 kopje natriumarme groentebouillon

- 1/2 kop verse basilicumblaadjes, gehakt

- 1 eetlepel olijfolie

- 1/2 theelepel zout (optioneel)

- 1/4 theelepel zwarte peper

- 1/4 kop gewone Griekse yoghurt (optioneel voor romigheid)

Routebeschrijving:

1. Verhit de olijfolie in een grote pan op middelhoog vuur. Voeg de ui en knoflook toe en bak tot ze zacht zijn, ongeveer 5 minuten.

2. Voeg de gehakte tomaten toe en kook nog 5 minuten, af en toe roerend.

3. Giet de groentebouillon erbij en breng het mengsel aan de kook. Zet het vuur lager en laat het 20 minuten sudderen.

4. Voeg de basilicumblaadjes toe en mix de soep met een staafmixer tot een gladde massa. Als je de voorkeur geeft aan een romigere soep, roer dan de Griekse yoghurt erdoor.

5. Breng op smaak met zout en peper. Heet opdienen.

Voeding (per portie):

- Calorieën: 90

- Eiwit: 2 g

- Koolhydraten: 12 g

- Vet: 4 g

- Natrium: 150 mg

- Kalium: 400 mg

Eiersalade met magere mayonaise

Voorbereidingstijd: 15 minuten

Kooktijd: 10 minuten

Porties: 4

Ingrediënten:

- 6 grote eieren

- 1/4 kopje magere mayonaise

- 1 theelepel Dijon-mosterd

- 1 kleine stengel bleekselderij, fijngehakt

- 1 eetlepel verse bieslook, fijngehakt

- 1/4 theelepel zout (optioneel)

- 1/4 theelepel zwarte peper

Routebeschrijving:

1. Doe de eieren in een pot en bedek ze met water. Breng aan de kook, zet het vuur lager en laat 10 minuten sudderen.

2. Giet het hete water af en plaats de eieren in een kom met ijswater om af te koelen. Pel de eieren zodra ze zijn afgekoeld.

3. Hak de eieren fijn en doe ze in een mengkom. Voeg de magere mayonaise, Dijon-mosterd, selderij en bieslook toe.

4. Meng alles tot alles goed gemengd is. Breng op smaak met zout en peper.

5. Serveer onmiddellijk of bewaar in de koelkast tot gebruik.

Voeding (per portie):

- Calorieën: 150

- Eiwit: 9 g

- Koolhydraten: 2 g

- Vet: 11 g

- Natrium: 200 mg

- Kalium: 120 mg

Gerst- en Groentesoep

Voorbereidingstijd: 15 minuten

Kooktijd: 45 minuten

Porties: 6

Ingrediënten:

- 1 kopje gerst

- 1 middelgrote wortel, gehakt

- 1 stengel bleekselderij, gehakt

- 1 kleine ui, gehakt

- 2 teentjes knoflook, fijngehakt

- 1 kopje in blokjes gesneden tomaten (geen zout toegevoegd)

- 4 kopjes natriumarme groentebouillon

- 1 eetlepel olijfolie

- 1 theelepel gedroogde tijm

- 1/2 theelepel gedroogde basilicum

- 1/4 theelepel zwarte peper

Routebeschrijving:

1. Verhit de olijfolie in een grote pan op middelhoog vuur. Voeg de ui, wortel, selderij en knoflook toe en bak tot ze zacht zijn, ongeveer 5 minuten.

2. Voeg de gerst toe en kook nog 2 minuten, onder voortdurend roeren.

3. Giet de groentebouillon en de in blokjes gesneden tomaten erbij. Breng het mengsel aan de kook.

4. Zet het vuur lager en laat het 45 minuten sudderen, of tot de gerst gaar is.

5. Roer de tijm, basilicum en zwarte peper erdoor. Heet opdienen.

Voeding (per portie):

- Calorieën: 180

- Eiwit: 4 g

- Koolhydraten: 35 g

- Vet: 3 g

- Natrium: 150 mg

- Kalium: 350 mg

Hummus Wrap Met Geroosterde Rode Paprika

Voorbereidingstijd: 15 minuten

Kooktijd: 10 minuten

Porties: 4

Ingrediënten:

- 1 kopje geroosterde rode paprika, gehakt

- 1 blik kikkererwten (15 oz), uitgelekt en afgespoeld

- 1/4 kop tahini

- 2 eetlepels citroensap

- 1 teentje knoflook, fijngehakt

- 1/2 theelepel komijn

- 4 volkoren tortilla's

- 1 kopje verse spinazieblaadjes

- 1/2 kop geraspte wortelen

- 1/4 theelepel zout (optioneel)

- 1/4 theelepel zwarte peper

Routebeschrijving:

1. Meng in een keukenmachine de kikkererwten, geroosterde rode paprika, tahini, citroensap, knoflook en komijn. Mixen tot een gladde substantie. Breng op smaak met zout en peper.

2. Verdeel een royale hoeveelheid hummus op elke volkoren tortilla.

3. Leg de spinazieblaadjes en de geraspte wortels op de hummus.

4. Rol de tortilla's op, snij ze doormidden en serveer.

Voeding (per portie):

- Calorieën: 250

- Eiwit: 8 g

- Koolhydraten: 36 g

- Vet: 8 g

- Natrium: 200 mg

- Kalium: 300 mg

Gevulde Paprika's Met Quinoa

Bereidingstijd: 20 minuten

Kooktijd: 40 minuten

Porties: 4

Ingrediënten:

- 4 grote paprika's (elke kleur), bovenkant afgesneden en zaadjes verwijderd

- 1 kopje quinoa

- 2 kopjes natriumarme groentebouillon

- 1 kleine ui, gehakt

- 1 middelgrote courgette, gehakt

- 1 kopje in blokjes gesneden tomaten (geen zout toegevoegd)

- 1/2 kop zwarte bonen, uitgelekt en afgespoeld

- 1 eetlepel olijfolie

- 1 theelepel komijn

- 1/2 theelepel paprikapoeder

- 1/4 theelepel zwarte peper

- 1/4 kop gehakte verse peterselie

Routebeschrijving:

1. Verwarm de oven voor op 190°C. Kook de quinoa volgens de instructies op de verpakking in groentebouillon en zet opzij.

2. Verhit de olijfolie in een grote koekenpan op middelhoog vuur. Voeg de ui en courgette toe en bak tot ze zacht zijn, ongeveer 5 minuten.

3. Roer de in blokjes gesneden tomaten, zwarte bonen, komijn, paprika en zwarte peper erdoor. Laat nog 5 minuten koken en meng dan de gekookte quinoa erdoor.

4. Schep het quinoamengsel in de uitgeholde paprika's en vul ze volledig.

5. Leg de gevulde paprika's in een ovenschaal en dek af met folie. Bak gedurende 30 minuten, verwijder dan de folie en bak nog eens 10 minuten.

6. Garneer met gehakte verse peterselie en serveer.

Voeding (per portie):

- Calorieën: 220

- Eiwit: 8 g

- Koolhydraten: 38 g

- Vet: 6 g

- Natrium: 120 mg

- Kalium: 450 mg

Koude Courgette Noedels Met Pesto

Voorbereidingstijd: 15 minuten

Kooktijd: Geen

Porties: 4

Ingrediënten:

- 4 middelgrote courgettes, spiraalvormig tot noedels

- 1 kop verse basilicumblaadjes

- 1/4 kop pijnboompitten

- 1/4 kop geraspte Parmezaanse kaas

- 1/4 kop olijfolie

- 1 teentje knoflook

- 1 eetlepel citroensap

- 1/4 theelepel zout (optioneel)

- 1/4 theelepel zwarte peper

Routebeschrijving:

1. Meng in een keukenmachine de basilicumblaadjes, pijnboompitten, Parmezaanse kaas, knoflook, citroensap, zout en zwarte peper. Mixen tot een gladde substantie.

2. Voeg, terwijl de keukenmachine draait, geleidelijk de olijfolie toe tot de pesto een gladde consistentie heeft.

3. Meng de courgettenoedels met de pesto tot ze gelijkmatig bedekt zijn.

4. Serveer onmiddellijk, of zet het in de koelkast voor een verfrissender gerecht.

Voeding (per portie):

- Calorieën: 200

- Eiwit: 5 g

- Koolhydraten: 8 g

- Vet: 18 g

- Natrium: 150 mg

- Kalium: 400 mg

Salade van bieten en sinaasappel

Voorbereidingstijd: 15 minuten

Kooktijd: Geen

Porties: 4

Ingrediënten:

- 4 middelgrote bieten, gekookt en in plakjes gesneden

- 2 grote sinaasappels, geschild en in partjes

- 1/4 kopje rode ui, in dunne plakjes gesneden

- 1/4 kop verse muntblaadjes, gehakt

- 2 eetlepels olijfolie

- 1 eetlepel balsamicoazijn

- 1/4 theelepel zout (optioneel)

- 1/4 theelepel zwarte peper

Routebeschrijving:

1. Meng de gesneden bieten, sinaasappelpartjes en rode ui in een grote kom.

2. Meng in een kleine kom de olijfolie, balsamicoazijn, zout en zwarte peper.

3. Sprenkel de dressing over de salade en roer voorzichtig door elkaar.

4. Garneer met gehakte muntblaadjes en serveer onmiddellijk.

Voeding (per portie):

- Calorieën: 150

- Eiwit: 2 g

- Koolhydraten: 18 g

- Vet: 7 g

- Natrium: 100 mg

- Kalium: 450 mg

Bloemkoolrijst Roerbak

Voorbereidingstijd: 15 minuten

Kooktijd: 15 minuten

Porties: 4

Ingrediënten:

- 1 grote krop bloemkool, geraspt in stukjes ter grootte van rijst

- 1 kopje bevroren erwten en wortels, ontdooid

- 1 kleine paprika, gehakt

- 1 kleine ui, gehakt

- 2 teentjes knoflook, fijngehakt

- 2 eetlepels natriumarme sojasaus

- 1 eetlepel olijfolie

- 1/2 theelepel gemberpoeder

- 1/4 theelepel zwarte peper

- 2 groene uien, gehakt

Routebeschrijving:

1. Verhit de olijfolie in een grote koekenpan op middelhoog vuur. Voeg de ui en knoflook toe en bak tot ze geurig zijn, ongeveer 3 minuten.

2. Voeg de paprika, erwten en wortels toe en kook nog 5 minuten tot de groenten gaar zijn.

3. Roer de geraspte bloemkool, sojasaus, gemberpoeder en zwarte peper erdoor. Kook nog eens 5 minuten, af en toe roerend, tot de bloemkool zacht maar niet papperig is.

4. Garneer met gehakte groene uien en serveer warm.

Voeding (per portie):

- Calorieën: 120

- Eiwit: 4 g

- Koolhydraten: 15 g

- Vet: 5 g

- Natrium: 220 mg

- Kalium: 350 mg

Broccoli-cheddarsoep

Voorbereidingstijd: 15 minuten

Kooktijd: 30 minuten

Porties: 4

Ingrediënten:

- 1 grote krop broccoli, in roosjes gesneden

- 1 kleine ui, gehakt

- 2 teentjes knoflook, fijngehakt

- 2 kopjes natriumarme groentebouillon

- 1 kopje magere melk

- 1 kopje geraspte magere cheddarkaas

- 1 eetlepel olijfolie

- 2 eetlepels bloem voor alle doeleinden

- 1/4 theelepel zwarte peper

- 1/4 theelepel paprikapoeder

Routebeschrijving:

1. Verhit de olijfolie in een grote pan op middelhoog vuur. Voeg de ui en knoflook toe en bak tot ze zacht zijn, ongeveer 5 minuten.

2. Roer de bloem erdoor en kook nog een minuut, onder voortdurend roeren.

3. Klop langzaam de groentebouillon en de melk erdoor en breng het mengsel aan de kook.

4. Voeg de gehakte broccoli toe en kook gedurende 15 minuten, tot ze gaar zijn.

5. Pureer de soep met een staafmixer tot een gladde massa. Als u de voorkeur geeft aan een grovere textuur, meng dan slechts de helft van de soep.

6. Roer de geraspte cheddarkaas erdoor tot deze gesmolten en volledig opgenomen is.

7. Breng op smaak met zwarte peper en paprikapoeder. Heet opdienen.

Voeding (per portie):

- Calorieën: 200

- Eiwit: 12 g

- Koolhydraten: 15 g

- Vet: 10 g

- Natrium: 240 mg

- Kalium: 400 mg

Spinazie en Feta Wrap

Bereidingstijd: 10 minuten

Kooktijd: 5 minuten

Porties: 4

Ingrediënten:

- 4 volkoren tortilla's

- 2 kopjes verse spinazieblaadjes

- 1/2 kop verkruimelde fetakaas

- 1 kleine rode paprika, in dunne plakjes gesneden

- 1 kleine komkommer, in dunne plakjes gesneden

- 2 eetlepels hummus

- 1 eetlepel olijfolie

- 1/4 theelepel zwarte peper

Routebeschrijving:

1. Verhit de olijfolie in een koekenpan op middelhoog vuur. Voeg de rode paprika toe en kook 5 minuten tot hij gaar is.

2. Smeer op elke tortilla een dun laagje hummus.

3. Leg de spinazieblaadjes, gekookte paprika, plakjes komkommer en verkruimelde fetakaas op de hummus.

4. Bestrooi met zwarte peper.

5. Rol de tortilla's strak op en snij ze doormidden. Serveer onmiddellijk.

Voeding (per portie):

- Calorieën: 220

- Eiwit: 8 g

- Koolhydraten: 26 g

- Vet: 10 g

- Natrium: 350 mg

- Kalium: 300 mg

Zomerpompoensoep

Bereidingstijd: 10 minuten

Kooktijd: 25 minuten

Porties: 4

Ingrediënten:

- 4 kopjes zomerpompoen, gehakt

- 1 kleine ui, gehakt

- 2 teentjes knoflook, fijngehakt

- 3 kopjes natriumarme groentebouillon

- 1 eetlepel olijfolie

- 1/4 kopje verse basilicumblaadjes, gehakt

- 1/4 theelepel zwarte peper

- 1/4 theelepel zout (optioneel)

Routebeschrijving:

1. Verhit de olijfolie in een grote pan op middelhoog vuur. Voeg de ui en knoflook toe en bak tot ze zacht zijn, ongeveer 5 minuten.

2. Voeg de gehakte zomerpompoen toe en kook nog eens 5 minuten, af en toe roerend.

3. Giet de groentebouillon erbij en breng het mengsel aan de kook. Zet het vuur lager en laat het 15 minuten sudderen, tot de pompoen gaar is.

4. Pureer de soep met een staafmixer tot een gladde massa.

5. Roer de gehakte basilicumblaadjes erdoor en breng op smaak met zwarte peper en zout. Heet opdienen.

Voeding (per portie):

- Calorieën: 100

- Eiwit: 2 g

- Koolhydraten: 10 g

- Vet: 5 g

- Natrium: 150 mg

- Kalium: 350 mg

Bessenspinaziesalade

Bereidingstijd: 10 minuten

Kooktijd: Geen

Porties: 4

Ingrediënten:

- 4 kopjes verse spinazieblaadjes

- 1 kop verse aardbeien, in plakjes gesneden

- 1/2 kop verse bosbessen

- 1/2 kopje verse frambozen

- 1/4 kop verkruimelde geitenkaas

- 1/4 kopje gehakte walnoten

- 2 eetlepels balsamicoazijn

- 1 eetlepel olijfolie

- 1 theelepel honing

- 1/4 theelepel zwarte peper

Routebeschrijving:

1. Meng in een grote kom de spinaziebladeren, aardbeien, bosbessen, frambozen, verkruimelde geitenkaas en gehakte walnoten.

2. Meng in een kleine kom de balsamicoazijn, olijfolie, honing en zwarte peper.

3. Sprenkel de dressing over de salade en roer voorzichtig door elkaar.

4. Serveer onmiddellijk.

Voeding (per portie):

- Calorieën: 200

- Eiwit: 5 g

- Koolhydraten: 20 g

- Vet: 12 g

- Natrium: 100 mg

- Kalium: 450 mg

Hoofdstuk 4:

STEVIGE DINERS

Gebakken Citroenkruidkip

Bereidingstijd: 10 minuten

Kooktijd: 35 minuten

Porties: 4

Ingrediënten:

- 4 kipfilets zonder bot en zonder vel

- 2 eetlepels olijfolie

- Sap van 2 citroenen

- 2 teentjes knoflook, fijngehakt

- 1 theelepel gedroogde oregano

- 1 theelepel gedroogde tijm

- 1/2 theelepel zout (optioneel)

- 1/4 theelepel zwarte peper

- Citroenschijfjes ter garnering

- Verse peterselie ter garnering

Routebeschrijving:

1. Verwarm uw oven voor op 190°C.

2. Meng in een kleine kom de olijfolie, het citroensap, de knoflook, oregano, tijm, zout en zwarte peper.

3. Leg de kipfilets in een ovenschaal en giet het citroenkruidenmengsel erover, zorg ervoor dat ze goed bedekt zijn.

4. Leg de plakjes citroen op de kipfilets.

5. Bak in de voorverwarmde oven gedurende 30-35 minuten, of totdat de kip gaar is en niet meer roze in het midden.

6. Garneer met verse peterselie en serveer warm.

Voeding (per portie):

- Calorieën: 220

- Eiwit: 28 g

- Koolhydraten: 3 g

- Vet: 10 g

- Natrium: 220 mg

- Kalium: 450 mg

Gegrilde Zalm Met Asperges

Bereidingstijd: 10 minuten

Kooktijd: 15 minuten

Porties: 4

Ingrediënten:

- 4 zalmfilets

- 1 bos asperges, geschild

- 2 eetlepels olijfolie

- Sap van 1 citroen

- 2 teentjes knoflook, fijngehakt

- 1 theelepel gedroogde dille

- 1/2 theelepel zout (optioneel)

- 1/4 theelepel zwarte peper

- Citroenpartjes ter garnering

Routebeschrijving:

1. Verwarm de grill voor op middelhoog vuur.

2. Meng in een kleine kom de olijfolie, het citroensap, de knoflook, de dille, het zout en de zwarte peper.

3. Bestrijk de zalmfilets en asperges met het olijfoliemengsel.

4. Grill de zalmfilets ongeveer 5-7 minuten per kant, of tot de zalm gaar is en gemakkelijk uit elkaar valt met een vork.

5. Grill de asperges ongeveer 5 minuten, af en toe draaiend, tot ze gaar zijn.

6. Serveer de gegrilde zalm met asperges apart, gegarneerd met partjes citroen.

Voeding (per portie):

- Calorieën: 350

- Eiwit: 30 g

- Koolhydraten: 6 g

- Vet: 22 g

- Natrium: 180 mg

- Kalium: 800 mg

Kalkoen Gehaktbrood

Voorbereidingstijd: 15 minuten

Kooktijd: 60 minuten

Porties: 6

Ingrediënten:

- 1 1/2 pond gemalen kalkoen

- 1 kleine ui, fijngehakt

- 1 wortel, geraspt

- 1 stengel bleekselderij, fijngehakt

- 1/2 kopje volkoren broodkruimels

- 1/4 kopje magere melk

- 2 eetlepels ketchup (natriumarm)

- 1 eetlepel Worcestershiresaus

- 1 ei, losgeklopt

- 2 teentjes knoflook, fijngehakt

- 1 theelepel gedroogde tijm

- 1/2 theelepel zout (optioneel)

- 1/4 theelepel zwarte peper

Routebeschrijving:

1. Verwarm uw oven voor op 175°C.

2. Meng in een grote kom de gemalen kalkoen, ui, wortel, selderij, broodkruimels, melk, ketchup, worcestershiresaus, ei, knoflook, tijm, zout en zwarte peper. Meng tot alles goed gemengd is.

3. Doe het mengsel in een broodvorm en druk het aan tot een broodvorm.

4. Bak in de voorverwarmde oven gedurende 60 minuten, of totdat het gehaktbrood gaar is en de interne temperatuur 75°C bereikt.

5. Laat het gehaktbrood 10 minuten rusten voordat je het snijdt en serveert.

Voeding (per portie):

- Calorieën: 220

- Eiwit: 28 g

- Koolhydraten: 10 g

- Vet: 8 g

- Natrium: 200 mg

- Kalium: 500 mg

Gevulde Portobello-champignons

Voorbereidingstijd: 15 minuten

Kooktijd: 25 minuten

Porties: 4

Ingrediënten:

- 4 grote portobello-champignons, steeltjes verwijderd

- 1 kopje verse spinazie, gehakt

- 1/2 kop kerstomaatjes, gehalveerd

- 1/4 kop rode ui, fijngehakt

- 1/4 kop fetakaas, verkruimeld

- 2 eetlepels olijfolie

- 1 teentje knoflook, fijngehakt

- 1/2 theelepel gedroogde oregano

- 1/4 theelepel zwarte peper

Routebeschrijving:

1. Verwarm uw oven voor op 190°C.

2. Verhit 1 eetlepel olijfolie in een koekenpan op middelhoog vuur. Voeg de knoflook en ui toe en bak tot ze zacht zijn, ongeveer 5 minuten.

3. Voeg de gehakte spinazie en kerstomaatjes toe aan de koekenpan en kook tot de spinazie geslonken is, ongeveer 2-3 minuten.

4. Leg de portobello-champignons op een bakplaat. Bestrijk de champignons met de resterende olijfolie.

5. Schep het spinaziemengsel gelijkmatig in elke champignonhoed.

6. Bestrooi met verkruimelde fetakaas en gedroogde oregano.

7. Bak in de voorverwarmde oven gedurende 20-25 minuten, tot de champignons gaar zijn en de vulling goed opgewarmd is.

8. Serveer warm, gegarneerd met zwarte peper.

Voeding (per portie):

- Calorieën: 180

- Eiwit: 5 g

- Koolhydraten: 10 g

- Vet: 14 g

- Natrium: 200 mg

- Kalium: 450 mg

Geroosterde varkenshaas met knoflook en kruiden

Voorbereidingstijd: 15 minuten

Kooktijd: 30 minuten

Porties: 4

Ingrediënten:

- 1 1/2 pond varkenshaas

- 4 teentjes knoflook, fijngehakt

- 2 eetlepels olijfolie

- 1 eetlepel verse rozemarijn, gehakt

- 1 eetlepel verse tijm, gehakt

- Sap van 1 citroen

- 1/2 theelepel zout (optioneel)

- 1/4 theelepel zwarte peper

Routebeschrijving:

1. Verwarm uw oven voor op 200°C.

2. Meng in een kleine kom de gehakte knoflook, olijfolie, rozemarijn, tijm, citroensap, zout en zwarte peper.

3. Wrijf het knoflook-kruidenmengsel over de gehele varkenshaas.

4. Plaats de varkenshaas in een braadpan en rooster deze in de voorverwarmde oven gedurende 25-30 minuten, of tot de interne temperatuur 63°C bedraagt.

5. Laat het varkensvlees 10 minuten rusten voordat je het snijdt en serveert.

Voeding (per portie):

- Calorieën: 250

- Eiwit: 27 g

- Koolhydraten: 2 g

- Vet: 15 g

- Natrium: 220 mg

- Kalium: 500 mg

Spaghettipompoen met Tomaten-Basilicumsaus

Voorbereidingstijd: 15 minuten

Kooktijd: 40 minuten

Porties: 4

Ingrediënten:

- 1 grote spaghettipompoen

- 2 kopjes kerstomaatjes, gehalveerd

- 1/2 kop verse basilicumblaadjes, gehakt

- 1 kleine ui, gehakt

- 2 teentjes knoflook, fijngehakt

- 2 eetlepels olijfolie

- 1/4 theelepel zout (optioneel)

- 1/4 theelepel zwarte peper

- 1/4 kopje geraspte Parmezaanse kaas (optioneel)

Routebeschrijving:

1. Verwarm uw oven voor op 200 °C. Snij de spaghettipompoen in de lengte doormidden en verwijder de zaden.

2. Leg de pompoenhelften met de snijzijde naar beneden op een bakplaat en bak ze 30-40 minuten, of tot ze gaar zijn.

3. Terwijl de pompoen aan het bakken is, verwarm je de olijfolie in een koekenpan op middelhoog vuur. Voeg de ui en knoflook toe en bak tot ze zacht zijn, ongeveer 5 minuten.

4. Voeg de kerstomaatjes, het zout en de zwarte peper toe en laat nog 10 minuten koken, tot de tomaten zacht zijn en de saus iets is ingedikt.

5. Haal de pompoen uit de oven en schraap met een vork de draden eruit in een kom.

6. Meng de spaghettipompoen met de tomaten-basilicumsaus en bestrooi indien gewenst met geraspte Parmezaanse kaas. Heet opdienen.

Voeding (per portie):

- Calorieën: 180

- Eiwit: 4 g

- Koolhydraten: 18 g

- Vet: 10 g

- Natrium: 180 mg

- Kalium: 600 mg

Gebakken tilapia met citroen en dille

Bereidingstijd: 10 minuten

Kooktijd: 20 minuten

Porties: 4

Ingrediënten:

- 4 tilapiafilets

- 2 eetlepels olijfolie

- Sap van 1 citroen

- 1 eetlepel verse dille, gehakt

- 2 teentjes knoflook, fijngehakt

- 1/4 theelepel zout (optioneel)

- 1/4 theelepel zwarte peper

- Citroenschijfjes ter garnering

Routebeschrijving:

1. Verwarm uw oven voor op 190°C.

2. Meng in een kleine kom de olijfolie, het citroensap, de dille, de knoflook, het zout en de zwarte peper.

3. Leg de tilapiafilets in een ovenschaal en bestrijk ze met het citroen-dillemengsel.

4. Bak in de voorverwarmde oven gedurende 15-20 minuten, of totdat de vis gaar is en gemakkelijk uit elkaar valt met een vork.

5. Garneer met schijfjes citroen en serveer warm.

Voeding (per portie):

- Calorieën: 200

- Eiwit: 22 g

- Koolhydraten: 2 g

- Vet: 11 g

- Natrium: 150 mg

- Kalium: 450 mg

Linzen- en groentestoofpot

Voorbereidingstijd: 15 minuten

Kooktijd: 40 minuten

Porties: 6

Ingrediënten:

- 1 kop gedroogde linzen, afgespoeld

- 1 kleine ui, gehakt

- 2 wortels, gehakt

- 2 stengels bleekselderij, fijngehakt

- 2 teentjes knoflook, fijngehakt

- 1 blikje tomatenblokjes (geen zout toegevoegd)

- 4 kopjes natriumarme groentebouillon

- 1 eetlepel olijfolie

- 1 theelepel gedroogde tijm

- 1 theelepel gedroogde oregano

- 1/2 theelepel komijn

- 1/4 theelepel zwarte peper

- 2 kopjes verse spinazieblaadjes

Routebeschrijving:

1. Verhit de olijfolie in een grote pan op middelhoog vuur. Voeg de ui, wortels, selderij en knoflook toe en bak tot ze zacht zijn, ongeveer 5 minuten.

2. Roer de linzen, tomatenblokjes, groentebouillon, tijm, oregano, komijn en zwarte peper erdoor.

3. Breng het mengsel aan de kook, zet het vuur lager en laat het 30-35 minuten sudderen, of tot de linzen gaar zijn.

4. Roer de verse spinazieblaadjes erdoor en kook nog eens 5 minuten, tot de spinazie geslonken is.

5. Serveer warm.

Voeding (per portie):

- Calorieën: 250

- Eiwit: 12 g

- Koolhydraten: 40 g

- Vet: 5 g

- Natrium: 150 mg

- Kalium: 750 mg

Roerbak Rundvlees Met Broccoli

Voorbereidingstijd: 15 minuten

Kooktijd: 15 minuten

Porties: 4

Ingrediënten:

- 1 pond mager runderlendestuk, in dunne plakjes gesneden

- 2 kopjes broccoliroosjes

- 1 rode paprika, in dunne plakjes gesneden

- 1 kleine ui, in plakjes gesneden

- 2 teentjes knoflook, fijngehakt

- 2 eetlepels natriumarme sojasaus

- 1 eetlepel oestersaus

- 1 eetlepel olijfolie

- 1 theelepel geraspte gember

- 1/4 theelepel zwarte peper

- Gekookte bruine rijst om te serveren

Routebeschrijving:

1. Meng in een kleine kom de sojasaus, oestersaus en geraspte gember.

2. Verhit de olijfolie in een grote koekenpan of wok op middelhoog vuur. Voeg de knoflook en ui toe en bak 2 minuten tot ze geurig zijn.

3. Voeg het gesneden rundvlees toe aan de koekenpan en kook tot het bruin is, ongeveer 3-4 minuten.

4. Voeg de broccoli en de rode paprika toe en kook nog 5-7 minuten tot de groenten zacht en knapperig zijn.

5. Giet het sojasausmengsel over het vlees en de groenten, roer alles goed door elkaar en verwarm het geheel door.

6. Breng op smaak met zwarte peper en serveer hete, overgekookte bruine rijst.

Voeding (per portie):

- Calorieën: 300

- Eiwit: 25 g

- Koolhydraten: 20 g

- Vet: 12 g

- Natrium: 400 mg

- Kalium: 600 mg

Courgette lasagne

Bereidingstijd: 20 minuten

Kooktijd: 45 minuten

Porties: 6

Ingrediënten:

- 3 grote courgettes, in de lengte in dunne reepjes gesneden

- 1 pond gemalen kalkoen

- 2 kopjes natriumarme marinarasaus

- 1 kopje halfvolle ricottakaas

- 1 kop geraspte mozzarellakaas

- 1/2 kop geraspte Parmezaanse kaas

- 1 ei

- 1 kleine ui, gehakt

- 2 teentjes knoflook, fijngehakt

- 1 eetlepel olijfolie

- 1 theelepel gedroogde oregano

- 1/2 theelepel gedroogde basilicum

- 1/4 theelepel zwarte peper

Routebeschrijving:

1. Verwarm uw oven voor op 190°C.

2. Verhit de olijfolie in een grote koekenpan op middelhoog vuur. Voeg de ui en knoflook toe en bak tot ze zacht zijn, ongeveer 5 minuten.

3. Voeg de gemalen kalkoen toe en kook tot hij bruin is en niet meer roze. Roer de marinarasaus, oregano, basilicum en zwarte peper erdoor. Laat 10 minuten sudderen.

4. Meng in een kom de ricottakaas, het ei en 1/4 kopje Parmezaanse kaas.

5. Verdeel een dunne laag vleessaus in een ovenschaal van 9x13 inch. Beleg met plakjes courgette en verdeel een deel van het ricottamengsel over de courgette. Herhaal de lagen tot alle ingrediënten op zijn en eindig met een laagje vleessaus.

6. Bestrooi de bovenkant met mozzarellakaas en de overgebleven Parmezaanse kaas.

7. Bak in de voorverwarmde oven gedurende 35-45 minuten, tot de kaas bubbelt en goudbruin is. Laat 10 minuten rusten alvorens te snijden en te serveren.

Voeding (per portie):

- Calorieën: 320

- Eiwit: 25 g

- Koolhydraten: 10 g

- Vet: 20 g

- Natrium: 450 mg

- Kalium: 750 mg

Kabobs met kip en groenten

Voorbereidingstijd: 20 minuten (plus 30 minuten marineren)

Kooktijd: 15 minuten

Porties: 4

Ingrediënten:

- 1 pond kipfilets zonder bot, zonder vel, in blokjes van 1 inch gesneden

- 1 rode paprika, in stukjes van 1 inch gesneden

- 1 gele paprika, in stukjes van 1 inch gesneden

- 1 rode ui, in stukjes van 1 inch gesneden

- 1 courgette, in plakjes van 1/2 inch gesneden

- 1/4 kop olijfolie

- Sap van 1 citroen

- 2 teentjes knoflook, fijngehakt

- 1 theelepel gedroogde oregano

- 1/2 theelepel gedroogde tijm

- 1/4 theelepel zout (optioneel)

- 1/4 theelepel zwarte peper

- Houten of metalen spiesjes

Routebeschrijving:

1. Meng in een kom de olijfolie, het citroensap, de knoflook, oregano, tijm, zout en zwarte peper.

2. Voeg de kipblokjes toe aan de marinade en roer goed door. Dek af en zet minimaal 30 minuten in de koelkast.

3. Verwarm de grill voor op middelhoog vuur.

4. Rijg de kip, paprika, ui en courgette afwisselend in stukken op spiesjes.

5. Grill de kabobs gedurende 10-15 minuten, af en toe draaiend, tot de kip gaar is en de groenten gaar zijn.

6. Serveer warm, indien gewenst gegarneerd met extra citroensap.

Voeding (per portie):

- Calorieën: 250

- Eiwit: 26 g

- Koolhydraten: 8 g

- Vet: 14 g

- Natrium: 200 mg

- Kalium: 600 mg

Gegrilde garnalen met ananassalsa

Bereidingstijd: 20 minuten

Kooktijd: 10 minuten

Porties: 4

Ingrediënten:

- 1 pond grote garnalen, gepeld en ontdaan van darmen

- 1 eetlepel olijfolie

- Sap van 1 limoen

- 1/2 theelepel chilipoeder

- 1/4 theelepel zout (optioneel)

- 1/4 theelepel zwarte peper

Ananassalsa:

- 1 kop verse ananas, in blokjes gesneden

- 1/2 rode paprika, in blokjes gesneden

- 1/4 rode ui, fijngehakt

- 1 jalapeño, zonder zaadjes en fijngehakt

- 2 eetlepels verse koriander, gehakt

- Sap van 1 limoen

Routebeschrijving:

1. Meng de garnalen in een kom met olijfolie, limoensap, chilipoeder, zout en zwarte peper.

2. Verwarm de grill voor op middelhoog vuur.

3. Rijg de garnalen aan spiesjes en gril 2-3 minuten per kant, tot ze roze en ondoorzichtig zijn.

4. Terwijl de garnalen grillen, doe je alle salsa-ingrediënten in een kom en meng je ze goed.

5. Serveer de gegrilde garnalen met ananassalsa ernaast.

Voeding (per portie):

- Calorieën: 200

- Eiwit: 22 g

- Koolhydraten: 12 g

- Vet: 8 g

- Natrium: 300 mg

- Kalium: 300 mg

Aubergine Parmezaanse kaas

Bereidingstijd: 20 minuten

Kooktijd: 45 minuten

Porties: 6

Ingrediënten:

- 2 grote aubergines, in rondjes van 1/4 inch gesneden

- 1 kopje volkoren broodkruimels

- 1/2 kop geraspte Parmezaanse kaas

- 2 kopjes natriumarme marinarasaus

- 1 1/2 kopjes geraspte halfvolle mozzarellakaas

- 1/2 kopje bloem voor alle doeleinden

- 2 eieren, losgeklopt

- 2 eetlepels olijfolie

- 1 theelepel gedroogde basilicum

- 1 theelepel gedroogde oregano

- 1/4 theelepel zout (optioneel)

- 1/4 theelepel zwarte peper

Routebeschrijving:

1. Verwarm uw oven voor op 190°C. Vet een bakplaat licht in met olijfolie.

2. Zet een paneerstation op met drie ondiepe kommen: één met bloem, één met losgeklopte eieren en één met een mengsel van paneermeel, Parmezaanse kaas, basilicum, oregano, zout en zwarte peper.

3. Haal elk plakje aubergine door de bloem, vervolgens door het ei en ten slotte door het paneermeelmengsel. Druk lichtjes aan zodat het blijft plakken.

4. Leg de gepaneerde plakjes aubergine op de bakplaat en bak ze 20 minuten, halverwege omdraaien, tot ze goudbruin zijn.

5. Verdeel 1/2 kopje marinarasaus op de bodem van een ovenschaal van 9x13 inch. Leg een laag aubergineplakken op de saus. Schep nog meer marinarasaus over de aubergine en bestrooi met mozzarella.

6. Herhaal de lagen en eindig met marinarasaus en een laatste laagje mozzarella en Parmezaanse kaas.

7. Bak gedurende 25 minuten, tot de kaas bubbelt en goudbruin is. Laat het gerecht 10 minuten rusten voordat u het serveert.

Voeding (per portie):

- Calorieën: 280

- Eiwit: 15 g

- Koolhydraten: 30 g

- Vet: 12 g

- Natrium: 450 mg

- Kalium: 600 mg

Kalkoen en zoete aardappel ovenschotel

Bereidingstijd: 20 minuten

Kooktijd: 45 minuten

Porties: 6

Ingrediënten:

- 1 pond gemalen kalkoen

- 2 grote zoete aardappelen, geschild en in blokjes

- 1 kleine ui, gehakt

- 2 teentjes knoflook, fijngehakt

- 1 kopje natriumarme kippenbouillon

- 1 kopje bevroren erwten en wortels

- 1/2 kop geraspte magere cheddarkaas

- 2 eetlepels olijfolie

- 1 theelepel gedroogde tijm

- 1/2 theelepel gedroogde salie

- 1/4 theelepel zout (optioneel)

- 1/4 theelepel zwarte peper

Routebeschrijving:

1. Verwarm uw oven voor op 190°C.

2. Doe de zoete aardappelblokjes in een grote pan met kokend water en kook tot ze gaar zijn, ongeveer 10-15 minuten. Giet af en pureer met een vork of aardappelstamper.

3. Terwijl de zoete aardappelen koken, verwarm je 1 eetlepel olijfolie in een grote koekenpan op middelhoog vuur. Voeg de ui en knoflook toe en bak tot ze zacht zijn, ongeveer 5 minuten.

4. Voeg de gemalen kalkoen toe aan de koekenpan en kook tot hij bruin is en niet meer roze. Roer de tijm, salie, zout en zwarte peper erdoor.

5. Voeg de kippenbouillon, bevroren erwten en wortels toe aan de pan en laat 5 minuten sudderen.

6. Verdeel het kalkoenmengsel op de bodem van een ovenschaal van 9x13 inch. Bestrijk met de zoete aardappelpuree en verdeel gelijkmatig. Besprenkel met de resterende olijfolie en bestrooi met geraspte cheddarkaas.

7. Bak in de voorverwarmde oven gedurende 25-30 minuten, tot de kaas gesmolten en bubbelend is. Laat 10 minuten afkoelen voordat u het serveert.

Voeding (per portie):

- Calorieën: 320

- Eiwit: 22 g

- Koolhydraten: 30 g

- Vet: 14 g

- Natrium: 250 mg

- Kalium: 700 mg

Citroen-rozemarijn kippendijen

Voorbereidingstijd: 15 minuten

Kooktijd: 40 minuten

Porties: 4

Ingrediënten:

- 8 kippendijen met bot en vel

- 3 eetlepels olijfolie

- Sap en schil van 2 citroenen

- 4 teentjes knoflook, fijngehakt

- 2 eetlepels verse rozemarijn, gehakt

- 1 theelepel gedroogde tijm

- 1/2 theelepel zout (optioneel)

- 1/4 theelepel zwarte peper

- Citroenpartjes ter garnering

Routebeschrijving:

1. Verwarm uw oven voor op 200 °C.

2. Meng in een kleine kom de olijfolie, het citroensap, de citroenschil, de knoflook, rozemarijn, tijm, zout en zwarte peper.

3. Leg de kippendijen in een grote ovenschaal. Giet het citroen-rozemarijnmengsel over de kip en zorg ervoor dat elk stuk goed bedekt is.

4. Bak in de voorverwarmde oven gedurende 35-40 minuten, of tot de kip gaar is en het vel knapperig en goudbruin is.

5. Garneer met partjes citroen en eventueel extra rozemarijn. Heet opdienen.

Voeding (per portie):

- Calorieën: 400

- Eiwit: 30 g

- Koolhydraten: 4 g

- Vet: 28 g

- Natrium: 300 mg

- Kalium: 400 mg

Gebakken Kabeljauw Met Kruiden

Bereidingstijd: 10 minuten

Kooktijd: 20 minuten

Porties: 4

Ingrediënten:

- 4 kabeljauwfilets

- 2 eetlepels olijfolie

- Sap van 1 citroen

- 2 teentjes knoflook, fijngehakt

- 2 eetlepels verse peterselie, gehakt

- 1 theelepel gedroogde dille

- 1/2 theelepel zout (optioneel)

- 1/4 theelepel zwarte peper

- Citroenpartjes ter garnering

Routebeschrijving:

1. Verwarm uw oven voor op 190°C.

2. Meng in een kleine kom de olijfolie, het citroensap, de knoflook, de peterselie, de dille, het zout en de zwarte peper.

3. Leg de kabeljauwfilets in een ovenschaal. Giet het kruidenmengsel over de kabeljauw en zorg ervoor dat elke filet goed bedekt is.

4. Bak in de voorverwarmde oven gedurende 15-20 minuten, of totdat de vis gaar is en gemakkelijk uit elkaar valt met een vork.

5. Garneer met partjes citroen en eventueel extra peterselie. Heet opdienen.

Voeding (per portie):

- Calorieën: 200

- Eiwit: 25 g

- Koolhydraten: 2 g

- Vet: 10 g

- Natrium: 180 mg

- Kalium: 450 mg

Bloemkool Mac en Kaas

Voorbereidingstijd: 15 minuten

Kooktijd: 25 minuten

Porties: 6

Ingrediënten:

- 1 bloemkool met grote kop, in roosjes gesneden

- 2 eetlepels boter

- 2 eetlepels bloem voor alle doeleinden

- 2 kopjes magere melk

- 1 kop geraspte scherpe Cheddar kaas

- 1/2 kop geraspte Parmezaanse kaas

- 1/4 theelepel knoflookpoeder

- 1/4 theelepel uienpoeder

- 1/4 theelepel zout (optioneel)

- 1/4 theelepel zwarte peper

- 1/4 kopje volkoren broodkruimels

- 2 eetlepels gehakte verse peterselie (optioneel)

Routebeschrijving:

1. Verwarm uw oven voor op 190°C.

2. Stoom de bloemkoolroosjes gaar, ongeveer 10 minuten. Giet af en zet opzij.

3. Smelt de boter in een middelgrote pan op middelhoog vuur. Klop de bloem erdoor en kook gedurende 1 minuut, onder voortdurend roeren.

4. Voeg geleidelijk de melk toe en blijf kloppen tot het mengsel glad is en begint in te dikken.

5. Haal de pan van het vuur en roer de cheddarkaas, Parmezaanse kaas, knoflookpoeder, uienpoeder, zout en zwarte peper erdoor tot de kaas gesmolten is en de saus glad is.

6. Meng in een grote mengkom de gekookte bloemkool met de kaassaus en roer voorzichtig om.

7. Breng het bloemkoolmengsel over in een ovenschaal van 9x13 inch. Strooi het broodkruim gelijkmatig over de bovenkant.

8. Bak in de voorverwarmde oven gedurende 15 minuten, of tot de bovenkant goudbruin en bubbelend is.

9. Garneer indien gewenst met gehakte peterselie. Heet opdienen.

Voeding (per portie):

- Calorieën: 220

- Eiwit: 10 g

- Koolhydraten: 12 g

- Vet: 14 g

- Natrium: 300 mg

- Kalium: 450 mg

Kip en Broccoli Alfredo

Voorbereidingstijd: 15 minuten

Kooktijd: 25 minuten

Porties: 4

Ingrediënten:

- 2 kipfilets zonder bot en vel, in hapklare stukjes gesneden

- 2 kopjes broccoliroosjes

- 8 ons volkoren fettuccine

- 1 kopje magere melk

- 1/2 kop geraspte Parmezaanse kaas

- 2 teentjes knoflook, fijngehakt

- 2 eetlepels boter

- 1 eetlepel bloem voor alle doeleinden

- 1/4 theelepel zout (optioneel)

- 1/4 theelepel zwarte peper

- 1 eetlepel olijfolie

Routebeschrijving:

1. Kook de fettuccine volgens de instructies op de verpakking. Voeg de broccoliroosjes de laatste 3 minuten van het koken toe aan het kokende pastawater. Giet af en zet opzij.

2. Verhit de olijfolie in een grote koekenpan op middelhoog vuur. Voeg de stukken kip toe en kook tot ze bruin en gaar zijn, ongeveer 5-7 minuten. Haal de kip uit de koekenpan en zet opzij.

3. Smelt de boter in dezelfde koekenpan op middelhoog vuur. Voeg de knoflook toe en kook 1 minuut, tot het geurig is.

4. Klop de bloem erdoor en kook gedurende 1 minuut, onder voortdurend roeren.

5. Voeg geleidelijk de melk toe en blijf voortdurend kloppen tot het mengsel glad is en begint in te dikken.

6. Roer de Parmezaanse kaas, het zout en de zwarte peper erdoor en blijf koken tot de saus glad en romig is.

7. Voeg de gekookte kip en broccoli toe aan de koekenpan en roer om met de Alfredo-saus.

8. Combineer de saus met de gekookte fettuccine en broccoli en roer gelijkmatig door elkaar. Heet opdienen.

Voeding (per portie):

- Calorieën: 450

- Eiwit: 35 g

- Koolhydraten: 40 g

- Vet: 16 g

- Natrium: 400 mg

- Kalium: 650 mg

Varkenskarbonades met kruidenkorst

Voorbereidingstijd: 15 minuten

Kooktijd: 25 minuten

Porties: 4

Ingrediënten:

- 4 karbonades met botten

- 1/2 kop volkoren broodkruimels

- 1/4 kop geraspte Parmezaanse kaas

- 2 eetlepels verse peterselie, gehakt

- 2 eetlepels verse rozemarijn, gehakt

- 2 eetlepels olijfolie

- 2 teentjes knoflook, fijngehakt

- 1/2 theelepel zout (optioneel)

- 1/4 theelepel zwarte peper

- Citroenpartjes ter garnering

Routebeschrijving:

1. Verwarm uw oven voor op 190°C.

2. Meng in een ondiepe schaal het paneermeel, de Parmezaanse kaas, de peterselie, de rozemarijn, het zout en de zwarte peper.

3. Bestrijk de karbonades met olijfolie en wrijf ze in met gehakte knoflook.

4. Druk elke karbonade in het paneermeelmengsel en bestrijk beide kanten gelijkmatig.

5. Leg de karbonades op een bakplaat en bak ze 20-25 minuten in de voorverwarmde oven, of totdat de karbonades gaar zijn en de korst goudbruin is.

6. Garneer met partjes citroen en serveer warm.

Voeding (per portie):

- Calorieën: 350

- Eiwit: 30 g

- Koolhydraten: 10 g

- Vet: 20 g

- Natrium: 300 mg

- Kalium: 500 mg

Plantaardige Paella

Bereidingstijd: 20 minuten

Kooktijd: 40 minuten

Porties: 6

Ingrediënten:

- 1 1/2 kopjes Arborio-rijst

- 1 rode paprika, in blokjes gesneden

- 1 groene paprika, in blokjes gesneden

- 1 kleine ui, gehakt

- 2 teentjes knoflook, fijngehakt

- 1 kop sperziebonen, bijgesneden en in stukken van 1 inch gesneden

- 1 kop kerstomaatjes, gehalveerd

- 1 kopje diepvrieserwten

- 4 kopjes natriumarme groentebouillon

- 1/4 kop olijfolie

- 1 theelepel gerookte paprikapoeder

- 1/2 theelepel saffraandraadjes

- 1/2 theelepel kurkuma

- 1/4 theelepel zout (optioneel)

- 1/4 theelepel zwarte peper

- Verse peterselie, gehakt (ter garnering)

- Citroenpartjes (ter garnering)

Routebeschrijving:

1. Verhit de olijfolie in een grote, diepe koekenpan of paellapan op middelhoog vuur. Voeg de ui en knoflook toe en bak tot ze zacht zijn, ongeveer 5 minuten.

2. Voeg de rode en groene paprika en sperziebonen toe en kook nog 5 minuten.

3. Roer de Arborio-rijst, gerookte paprika, saffraan, kurkuma, zout en zwarte peper erdoor en laat 2 minuten koken om de rijst lichtjes te roosteren.

4. Voeg de groentebouillon toe en breng het mengsel aan de kook. Zet het vuur laag en kook, onafgedekt, gedurende 20 minuten, af en toe roerend.

5. Roer de kerstomaatjes en erwten erdoor en kook nog eens 10 minuten, of tot de rijst gaar is en het grootste deel van de vloeistof is opgenomen.

6. Haal de pan van het vuur en laat de paella 5 minuten rusten voordat je hem serveert.

7. Garneer met gehakte peterselie en partjes citroen. Heet opdienen.

Voeding (per portie):

- Calorieën: 350

- Eiwit: 7 g

- Koolhydraten: 60 g

- Vet: 10 g

- Natrium: 250 mg

- Kalium: 550 mg

Hoofdstuk 5:

HEERLIJKE SNACKS EN BIJGERECHTEN

Geroosterde Kikkererwten

Bereidingstijd: 5 minuten

Kooktijd: 40 minuten

Porties: 4

Ingrediënten:

- 2 blikjes (elk 15 ons) kikkererwten (kekerbonen), uitgelekt en gespoeld

- 2 eetlepels olijfolie

- 1 theelepel gemalen komijn

- 1 theelepel paprikapoeder

- 1/2 theelepel knoflookpoeder

- 1/2 theelepel zout (optioneel)

- 1/4 theelepel zwarte peper

Routebeschrijving:

1. Verwarm uw oven voor op 200 °C. Bekleed een bakplaat met bakpapier.

2. Dep de kikkererwten droog met een schone theedoek of keukenpapier. Verdeel ze over de voorbereide bakplaat.

3. Besprenkel de kikkererwten met olijfolie en bestrooi met komijn, paprikapoeder, knoflookpoeder, zout en zwarte peper. Gooi om gelijkmatig te coaten.

4. Rooster in de voorverwarmde oven gedurende 30-40 minuten, roer elke 15 minuten, tot de kikkererwten goudbruin en knapperig zijn.

5. Haal het uit de oven en laat iets afkoelen voordat je het serveert.

Voeding (per portie):

- Calorieën: 200

- Eiwit: 8 g

- Koolhydraten: 25 g

- Vet: 8 g

- Natrium: 200 mg

- Kalium: 280 mg

Natriumarme popcorn

Bereidingstijd: 5 minuten

Kooktijd: 5 minuten

Porties: 4

Ingrediënten:

- 1/2 kopje popcornpitten

- 2 eetlepels olijfolie

- Zoutvrije kruidenmix (optioneel)

Routebeschrijving:

1. Verhit de olijfolie in een grote pan op middelhoog vuur. Voeg 3 popcornpitten toe en dek de pan af met een deksel.

2. Zodra de testkorrels knappen, doe je de resterende popcornkorrels in de pan en dek je ze opnieuw af. Schud de pot zachtjes om de korrels gelijkmatig te verdelen.

3. Ga door met koken en schud de pan af en toe, totdat het ploffen afneemt tot 2-3 seconden tussen het ploffen. Haal onmiddellijk van het vuur.

4. Doe de popcorn in een grote kom en breng indien gewenst op smaak met een zoutvrij kruidenmengsel. Meng het mengsel gelijkmatig voordat u het serveert.

Voeding (per portie):

- Calorieën: 100

- Eiwit: 2 g

- Koolhydraten: 15 g

- Vet: 4 g

- Natrium: 0 mg

- Kalium: 50 mg

Komkommer en Hummus Bites

Bereidingstijd: 10 minuten

Porties: 4

Ingrediënten:

- 1 grote komkommer, in rondjes gesneden

- 1/2 kopje hummus

- Verse peterselieblaadjes ter garnering (optioneel)

Routebeschrijving:

1. Schik de plakjes komkommer op een serveerschaal.

2. Schep op elk schijfje komkommer een klodder hummus.

3. Garneer indien gewenst met verse peterselieblaadjes. Serveer onmiddellijk.

Voeding (per portie):

- Calorieën: 60

- Eiwit: 3 g

- Koolhydraten: 7 g

- Vet: 3 g

- Natrium: 120 mg

- Kalium: 250 mg

Frietjes van zoete aardappel

Bereidingstijd: 10 minuten

Kooktijd: 25 minuten

Porties: 4

Ingrediënten:

- 2 grote zoete aardappelen, geschild en in frietjes gesneden

- 2 eetlepels olijfolie

- 1 theelepel paprikapoeder

- 1/2 theelepel knoflookpoeder

- 1/2 theelepel uienpoeder

- 1/4 theelepel zout (optioneel)

- 1/4 theelepel zwarte peper

Routebeschrijving:

1. Verwarm uw oven voor op 220°C. Bekleed een bakplaat met bakpapier.

2. Meng de zoete aardappelfrietjes in een grote kom met olijfolie, paprikapoeder, knoflookpoeder, uienpoeder, zout en zwarte peper tot ze gelijkmatig bedekt zijn.

3. Verdeel de gekruide zoete frietjes in een enkele laag op de voorbereide bakplaat.

4. Bak de frietjes 20-25 minuten in de voorverwarmde oven en draai ze halverwege om, tot de frietjes goudbruin en krokant zijn.

5. Haal het uit de oven en laat iets afkoelen voordat je het serveert.

Voeding (per portie):

- Calorieën: 150

- Eiwit: 2 g

- Koolhydraten: 25 g

- Vet: 6 g

- Natrium: 120 mg

- Kalium: 380 mg

Gebakken Courgettechips

Bereidingstijd: 10 minuten

Kooktijd: 25 minuten

Porties: 4

Ingrediënten:

- 2 grote courgettes, in dunne plakjes gesneden

- 2 eetlepels olijfolie

- 1/4 kop geraspte Parmezaanse kaas

- 1/2 theelepel knoflookpoeder

- 1/2 theelepel gedroogde oregano

- 1/4 theelepel zout (optioneel)

- 1/4 theelepel zwarte peper

Routebeschrijving:

1. Verwarm uw oven voor op 220°C. Bekleed een bakplaat met bakpapier.

2. Meng de courgetteplakken in een grote kom met olijfolie, Parmezaanse kaas, knoflookpoeder, oregano, zout en zwarte peper tot ze gelijkmatig bedekt zijn.

3. Schik de gekruide courgetteplakken in een enkele laag op de voorbereide bakplaat.

4. Bak in de voorverwarmde oven gedurende 20-25 minuten en draai halverwege om, tot de courgettechips goudbruin en knapperig zijn.

5. Haal het uit de oven en laat iets afkoelen voordat je het serveert.

Voeding (per portie):

- Calorieën: 80

- Eiwit: 3 g

- Koolhydraten: 5 g

- Vet: 6 g

- Natrium: 150 mg

- Kalium: 300 mg

Appelschijfjes met Amandelboter

Bereidingstijd: 5 minuten

Porties: 4

Ingrediënten:

- 2 appels, klokhuis verwijderd en in plakjes gesneden

- 1/4 kopje amandelboter

Routebeschrijving:

1. Schik de appelschijfjes op een serveerbord.

2. Serveer met amandelboter om te dippen of te smeren.

Voeding (per portie):

- Calorieën: 150

- Eiwit: 3 g

- Koolhydraten: 15 g

- Vet: 10 g

- Natrium: 0 mg

- Kalium: 200 mg

Geroosterde Paprika's

Bereidingstijd: 10 minuten

Kooktijd: 20 minuten

Porties: 4

Ingrediënten:

- 2 paprika's (elke kleur), zonder zaadjes en in plakjes gesneden

- 2 eetlepels olijfolie

- 1 theelepel gedroogde tijm

- 1/2 theelepel knoflookpoeder

- 1/4 theelepel zout (optioneel)

- 1/4 theelepel zwarte peper

Routebeschrijving:

1. Verwarm uw oven voor op 220°C. Bekleed een bakplaat met bakpapier.

2. Meng de plakjes paprika in een grote kom met olijfolie, tijm, knoflookpoeder, zout en zwarte peper tot ze gelijkmatig bedekt zijn.

3. Verdeel de gekruide paprikaplakken in een enkele laag op de voorbereide bakplaat.

4. Rooster in de voorverwarmde oven gedurende 15-20 minuten, roer halverwege, tot de paprika zacht en licht verkoold is.

5. Haal het uit de oven en laat iets afkoelen voordat je het serveert.

Voeding (per portie):

- Calorieën: 60

- Eiwit: 1 g

- Koolhydraten: 4 g

- Vet: 5 g

- Natrium: 75 mg

- Kalium: 150 mg

Wortel- en selderijsticks met Griekse yoghurtdip

Bereidingstijd: 10 minuten

Porties: 4

Ingrediënten:

- 2 wortels, geschild en in staafjes gesneden

- 2 stengels bleekselderij, in staafjes gesneden

- 1 kopje Griekse yoghurt

- 1 eetlepel citroensap

- 1 theelepel gedroogde dille

- 1/4 theelepel knoflookpoeder

- 1/4 theelepel zout (optioneel)

- 1/4 theelepel zwarte peper

Routebeschrijving:

1. Meng in een kleine kom de Griekse yoghurt, het citroensap, de gedroogde dille, het knoflookpoeder, het zout en de zwarte peper tot alles goed gemengd is.

2. Schik de wortels en stengels bleekselderij op een serveerschaal.

3. Serveer met de Griekse yoghurtdip.

Voeding (per portie):

- Calorieën: 50

- Eiwit: 4 g

- Koolhydraten: 6 g

- Vet: 1 g

- Natrium: 100 mg

- Kalium: 200 mg

Gemarineerde Olijven

Bereidingstijd: 10 minuten

Marineertijd: 1 uur

Porties: 4

Ingrediënten:

- 1 kopje gemengde olijven (zoals Kalamata en groene olijven)

- 2 eetlepels olijfolie

- 2 teentjes knoflook, fijngehakt

- 1 theelepel citroenschil

- 1 theelepel gedroogde oregano

- 1/2 theelepel rode pepervlokken

- Verse peterselie ter garnering (optioneel)

Routebeschrijving:

1. Meng in een kom de olijven, olijfolie, gehakte knoflook, citroenschil, oregano en rode pepervlokken. Meng zodat de olijven gelijkmatig bedekt zijn.

2. Dek de kom af en laat de olijven minimaal 1 uur of een hele nacht in de koelkast marineren voor de beste smaak.

3. Garneer voor het serveren eventueel met verse peterselie. Serveer gekoeld of op kamertemperatuur.

Voeding (per portie):

- Calorieën: 100

- Eiwit: 1 g

- Koolhydraten: 3 g

- Vet: 10 g

- Natrium: 300 mg

- Kalium: 50 mg

Boerenkool chips

Bereidingstijd: 10 minuten

Kooktijd: 15 minuten

Porties: 4

Ingrediënten:

- 1 bos boerenkool, stengels verwijderd en bladeren in hapklare stukjes gescheurd

- 2 eetlepels olijfolie

- 1 eetlepel edelgistvlokken (optioneel)

- 1/2 theelepel knoflookpoeder

- 1/4 theelepel zout (optioneel)

- 1/4 theelepel zwarte peper

Routebeschrijving:

1. Verwarm uw oven voor op 175°C. Bekleed een bakplaat met bakpapier.

2. Meng de boerenkoolbladeren in een grote kom met olijfolie, edelgist (indien gebruikt), knoflookpoeder, zout en zwarte peper tot ze gelijkmatig bedekt zijn.

3. Verdeel de gekruide boerenkoolbladeren in een enkele laag op de voorbereide bakplaat.

4. Bak in de voorverwarmde oven gedurende 12-15 minuten, of tot de boerenkoolchips knapperig en lichtbruin zijn.

5. Haal het uit de oven en laat iets afkoelen voordat je het serveert.

Voeding (per portie):

- Calorieën: 70

- Eiwit: 2 g

- Koolhydraten: 4 g

- Vet: 5 g

- Natrium: 100 mg

- Kalium: 250 mg

Aardbeien- en basilicumsalade

Bereidingstijd: 10 minuten

Porties: 4

Ingrediënten:

- 4 kopjes babyspinazie of gemengde groenten

- 1 kop verse aardbeien, in plakjes gesneden

- 1/4 kopje verse basilicumblaadjes, gescheurd

- 2 eetlepels balsamicoazijn

- 1 eetlepel olijfolie

- 1 theelepel honing

- Zout en zwarte peper naar smaak

- 2 eetlepels gesneden amandelen (optioneel)

Routebeschrijving:

1. Meng in een grote kom de babyspinazie, de gesneden aardbeien en de gescheurde basilicumblaadjes.

2. Klop in een kleine kom de balsamicoazijn, olijfolie, honing, zout en zwarte peper samen om de dressing te maken.

3. Druppel de dressing over de salade en roer voorzichtig door.

4. Strooi indien gewenst gesneden amandelen erover. Serveer onmiddellijk.

Voeding (per portie):

- Calorieën: 70

- Eiwit: 2 g

- Koolhydraten: 8 g

- Vet: 4 g

- Natrium: 50 mg

- Kalium: 300 mg

Knoflook Gepureerde Bloemkool

Bereidingstijd: 10 minuten

Kooktijd: 20 minuten

Porties: 4

Ingrediënten:

- 1 bloemkool met grote kop, in roosjes gesneden

- 2 teentjes knoflook, fijngehakt

- 2 eetlepels ongezouten boter

- 1/4 kopje magere melk of ongezoete amandelmelk

- Zout en zwarte peper naar smaak

- Gehakte verse peterselie ter garnering (optioneel)

Routebeschrijving:

1. Stoom de bloemkoolroosjes gaar, ongeveer 10 minuten. Goed laten uitlekken.

2. Smelt de boter in een grote pan op middelhoog vuur. Voeg de gehakte knoflook toe en kook 1-2 minuten, tot het geurig is.

3. Voeg de gestoomde bloemkool toe aan de pot, samen met de melk. Gebruik een aardappelstamper of staafmixer om de bloemkool tot een gladde massa te pureren.

4. Breng op smaak met zout en zwarte peper. Kook nog eens 5 minuten, af en toe roerend, tot het gaar is.

5. Doe de gepureerde bloemkool in een serveerschaal en garneer indien gewenst met gehakte verse peterselie. Heet opdienen.

Voeding (per portie):

- Calorieën: 60

- Eiwit: 2 g

- Koolhydraten: 7 g

- Vet: 4 g

- Natrium: 45 mg

- Kalium: 380 mg

Bietenchips

Bereidingstijd: 10 minuten

Kooktijd: 25 minuten

Porties: 4

Ingrediënten:

- 2 grote bieten, geschild en in dunne plakjes gesneden

- 2 eetlepels olijfolie

- 1 theelepel gerookte paprikapoeder

- 1/2 theelepel knoflookpoeder

- 1/2 theelepel zout (optioneel)

- 1/4 theelepel zwarte peper

Routebeschrijving:

1. Verwarm uw oven voor op 190°C. Bekleed een bakplaat met bakpapier.

2. Meng de bietenplakken in een grote kom met olijfolie, gerookte paprika, knoflookpoeder, zout en zwarte peper tot ze gelijkmatig bedekt zijn.

3. Schik de gekruide plakjes bieten in een enkele laag op de voorbereide bakplaat.

4. Bak de bietenchips 20-25 minuten in de voorverwarmde oven en draai ze halverwege om, tot de bietenchips knapperig en lichtbruin zijn.

5. Haal het uit de oven en laat iets afkoelen voordat je het serveert.

Voeding (per portie):

- Calorieën: 80

- Eiwit: 2 g

- Koolhydraten: 10 g

- Vet: 4 g

- Natrium: 150 mg

- Kalium: 300 mg

Komkommersalade met azijn

Bereidingstijd: 10 minuten

Porties: 4

Ingrediënten:

- 2 komkommers, in dunne plakjes gesneden

- 1/4 kopje witte azijn

- 2 eetlepels olijfolie

- 1 eetlepel honing

- 1 theelepel gedroogde dille

- 1/4 theelepel zout (optioneel)

- 1/4 theelepel zwarte peper

- Dun gesneden rode ui ter garnering (optioneel)

Routebeschrijving:

1. Meng in een grote kom de plakjes komkommer, witte azijn, olijfolie, honing, gedroogde dille, zout en zwarte peper. Gooi om de komkommers gelijkmatig te bedekken.

2. Laat de komkommersalade minimaal 30 minuten in de koelkast marineren voordat je hem serveert.

3. Garneer eventueel met dun gesneden rode ui. Koel Serveren.

Voeding (per portie):

- Calorieën: 70

- Eiwit: 1 g

- Koolhydraten: 6 g

- Vet: 5 g

- Natrium: 75 mg

- Kalium: 250 mg

Geroosterde Pompoen

Voorbereidingstijd: 15 minuten

Kooktijd: 30 minuten

Porties: 4

Ingrediënten:

- 1 middelgrote flespompoen, geschild, zonder zaadjes en in blokjes gesneden

- 2 eetlepels olijfolie

- 1 theelepel gedroogde tijm

- 1 theelepel gerookte paprikapoeder

- 1/2 theelepel knoflookpoeder

- 1/2 theelepel zout (optioneel)

- 1/4 theelepel zwarte peper

Routebeschrijving:

1. Verwarm uw oven voor op 200 °C. Bekleed een bakplaat met bakpapier.

2. Meng de in blokjes gesneden pompoen in een grote kom met olijfolie, gedroogde tijm, gerookte paprika, knoflookpoeder, zout en zwarte peper tot ze gelijkmatig bedekt zijn.

3. Verdeel de gekruide pompoen in een enkele laag op de voorbereide bakplaat.

4. Rooster in de voorverwarmde oven gedurende 25-30 minuten, roer halverwege, tot de pompoen gaar en gekarameliseerd is.

5. Haal het uit de oven en laat iets afkoelen voordat je het serveert.

Voeding (per portie):

- Calorieën: 90

- Eiwit: 1 g

- Koolhydraten: 12 g

- Vet: 5 g

- Natrium: 150 mg

- Kalium: 400 mg

Gebakken sperziebonen met amandelen

Bereidingstijd: 10 minuten

Kooktijd: 10 minuten

Porties: 4

Ingrediënten:

- 1 pond sperziebonen, bijgesneden

- 2 eetlepels olijfolie

- 1/4 kopje gesneden amandelen

- 2 teentjes knoflook, fijngehakt

- 1/2 theelepel citroenschil

- 1/4 theelepel zout (optioneel)

- 1/4 theelepel zwarte peper

- Citroenpartjes om te serveren

Routebeschrijving:

1. Verhit de olijfolie in een grote koekenpan op middelhoog vuur. Voeg de gesneden amandelen toe en rooster ze goudbruin, ongeveer 2-3 minuten.

2. Voeg de gehakte knoflook en de citroenschil toe aan de koekenpan en kook gedurende 1 minuut tot het geurig is.

3. Voeg de sperziebonen toe aan de koekenpan en roer ze om met de knoflook en amandelen. Kook 5-7 minuten, af en toe roerend, tot de sperziebonen knapperig gaar zijn.

4. Breng op smaak met zout en zwarte peper. Serveer warm met partjes citroen ernaast.

Voeding (per portie):

- Calorieën: 120

- Eiwit: 3 g

- Koolhydraten: 9 g

- Vet: 9 g

- Natrium: 75 mg

- Kalium: 300 mg

Paprikareepjes Met Guacamole

Bereidingstijd: 10 minuten

Porties: 4

Ingrediënten:

- 2 paprika's (elke kleur), zonder zaadjes en in reepjes gesneden

- 1 rijpe avocado

- 1 eetlepel limoensap

- 1/4 theelepel knoflookpoeder

- 1/4 theelepel uienpoeder

- 1/4 theelepel zout (optioneel)

- 1/4 theelepel zwarte peper

- Verse korianderblaadjes ter garnering (optioneel)

Routebeschrijving:

1. Schik de paprikareepjes op een serveerbord.

2. Pureer de avocado in een kleine kom met limoensap, knoflookpoeder, uienpoeder, zout en zwarte peper tot een gladde massa.

3. Serveer de paprikareepjes met de guacamole om te dippen.

4. Garneer indien gewenst met verse korianderblaadjes. Serveer onmiddellijk.

Voeding (per portie):

- Calorieën: 80

- Eiwit: 2 g

- Koolhydraten: 6 g

- Vet: 6 g

- Natrium: 75 mg

- Kalium: 300 mg

Gestoomde Edamame

Bereidingstijd: 5 minuten

Kooktijd: 5 minuten

Porties: 4

Ingrediënten:

- 2 kopjes bevroren edamame (ongeschild)

- 1 eetlepel zeezout (optioneel)

- Citroenpartjes om te serveren

Routebeschrijving:

1. Breng een pan water aan de kook. Voeg de bevroren edamame en zout toe (indien gebruikt).

2. Kook gedurende 5 minuten, of tot de edamame-peulen gaar zijn.

3. Giet de edamame af en doe hem in een serveerschaal.

4. Serveer met partjes citroen, die je over de edamame-peulen kunt knijpen voordat je gaat eten.

Voeding (per portie):

- Calorieën: 120

- Eiwit: 9 g

- Koolhydraten: 8 g

- Vet: 4 g

- Natrium: 0 mg

- Kalium: 400 mg

Met spinazie en feta gevulde champignons

Voorbereidingstijd: 15 minuten

Kooktijd: 20 minuten

Porties: 4

Ingrediënten:

- 16 grote champignons, stengels verwijderd en gereserveerd

- 2 kopjes verse spinazie, gehakt

- 1/2 kop verkruimelde fetakaas

- 2 teentjes knoflook, fijngehakt

- 2 eetlepels olijfolie

- Zout en zwarte peper naar smaak

- Gehakte verse peterselie ter garnering (optioneel)

Routebeschrijving:

1. Verwarm uw oven voor op 190°C. Bekleed een bakplaat met bakpapier.

2. Snijd de achtergehouden champignonstengels fijn.

3. Verhit olijfolie in een koekenpan op middelhoog vuur. Voeg de gehakte champignonstengels en de gehakte knoflook toe en kook tot ze zacht zijn, ongeveer 3 minuten.

4. Voeg de gehakte spinazie toe aan de koekenpan en kook tot ze verwelkt is, ongeveer 2 minuten.

5. Haal de koekenpan van het vuur en roer de verkruimelde fetakaas erdoor. Breng op smaak met zout en zwarte peper.

6. Schep het mengsel van spinazie en feta in de uitgeholde champignonhoedjes en vul ze royaal.

7. Plaats de gevulde champignons op de voorbereide bakplaat en bak ze 15-20 minuten in de voorverwarmde oven, of tot de champignons gaar zijn en de vulling goudbruin is.

8. Garneer indien gewenst met gehakte verse peterselie. Heet opdienen.

Voeding (per portie):

- Calorieën: 120

- Eiwit: 6 g

- Koolhydraten: 6 g

- Vet: 9 g

- Natrium: 200 mg

- Kalium: 400 mg

Citroen-dille-wortelstokjes

Bereidingstijd: 10 minuten

Kooktijd: 5 minuten

Porties: 4

Ingrediënten:

- 4 grote wortels, geschild en in staafjes gesneden

- 1 eetlepel olijfolie

- 1 eetlepel verse dille, gehakt

- 1 eetlepel citroensap

- 1/4 theelepel knoflookpoeder

- 1/4 theelepel zout (optioneel)

- 1/4 theelepel zwarte peper

Routebeschrijving:

1. Stoom de wortelstokjes gaar, ongeveer 5 minuten. Goed laten uitlekken.

2. Meng de gestoomde wortelstokjes in een grote kom met olijfolie, verse dille, citroensap, knoflookpoeder, zout en zwarte peper tot ze gelijkmatig bedekt zijn.

3. Serveer warm of gekoeld, afhankelijk van de voorkeur.

Voeding (per portie):

- Calorieën: 60

- Eiwit: 1 g

- Koolhydraten: 7 g

- Vet: 4 g

- Natrium: 150 mg

- Kalium: 250 mg

Hoofdstuk 6:

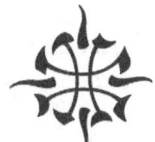

ZOETE LEKKERNIJEN

Gemengde bessensorbet

Bereidingstijd: 10 minuten

Invriestijd: 4 uur

Porties: 4

Ingrediënten:

- 3 kopjes gemengde bessen (zoals aardbeien, bosbessen en frambozen), vers of bevroren

- 1/4 kopje honing of ahornsiroop

- 1 eetlepel citroensap

- Verse muntblaadjes ter garnering (optioneel)

Routebeschrijving:

1. Combineer de gemengde bessen, honing of ahornsiroop en citroensap in een blender of keukenmachine.

2. Meng tot een gladde massa en goed gecombineerd.

3. Giet het mengsel in een ondiepe schaal of bakvorm.

4. Dek af met plasticfolie en plaats het minimaal 4 uur in de vriezer, of tot het stevig is.

5. Zodra de sorbet bevroren is, gebruik je een vork om het oppervlak te schrapen om een schilferige textuur te creëren.

6. Serveer in kommen of glazen, eventueel gegarneerd met verse muntblaadjes.

Voeding (per portie):

- Calorieën: 100

- Eiwit: 1 g

- Koolhydraten: 25 g

- Vet: 0 g

- Natrium: 0 mg

- Kalium: 150 mg

Appel knapperig

Voorbereidingstijd: 15 minuten

Baktijd: 45 minuten

Porties: 4

Ingrediënten:

- 4 kopjes appels, geschild, klokhuis verwijderd en in plakjes gesneden

- 1 eetlepel citroensap

- 1/4 kopje honing of ahornsiroop

- 1 theelepel gemalen kaneel

- 1/2 kop ouderwetse haver

- 1/4 kopje amandelmeel

- 2 eetlepels kokosolie, gesmolten

- 2 eetlepels gehakte pecannoten of walnoten (optioneel)

Routebeschrijving:

1. Verwarm uw oven voor op 175°C. Vet een ovenschaal in met kokosolie.

2. Meng de gesneden appels in een grote kom met citroensap, honing of ahornsiroop en gemalen kaneel tot ze goed bedekt zijn.

3. Breng het appelmengsel over in de voorbereide ovenschaal en verdeel het gelijkmatig.

4. Meng in dezelfde kom de haver, amandelmeel, gesmolten kokosolie en gehakte noten (indien gebruikt). Meng tot kruimelig.

5. Strooi het havermengsel over de appels in de ovenschaal.

6. Bak in de voorverwarmde oven gedurende 40-45 minuten, of tot de topping goudbruin is en de appels zacht zijn.

7. Haal het uit de oven en laat iets afkoelen voordat je het serveert.

Voeding (per portie):

- Calorieën: 250

- Eiwit: 3 g

- Koolhydraten: 45 g

- Vet: 8 g

- Natrium: 0 mg

- Kalium: 250 mg

Citroenrepen

Voorbereidingstijd: 15 minuten

Baktijd: 25 minuten

Porties: 4

Ingrediënten:

- 1 kopje amandelmeel

- 1/4 kopje kokosmeel

- 1/4 kopje kokosolie, gesmolten

- 1/4 kopje honing of ahornsiroop

- Schil van 1 citroen

- 1/4 kopje vers citroensap

- 2 eieren

- Poedersuiker om te bestuiven (optioneel)

Routebeschrijving:

1. Verwarm uw oven voor op 175°C. Vet een ovenschaal in met kokosolie.

2. Meng in een kom het amandelmeel, kokosmeel, gesmolten kokosolie en honing of ahornsiroop. Meng tot er een deeg ontstaat.

3. Druk het deeg gelijkmatig in de bodem van de voorbereide ovenschaal.

4. Bak in de voorverwarmde oven gedurende 10 minuten.

5. Klop in een andere kom de citroenschil, het citroensap en de eieren tot alles goed gemengd is.

6. Giet het citroenmengsel over de gedeeltelijk gebakken korst.

7. Zet terug in de oven en bak nog eens 15 minuten, of tot de vulling stevig is.

8. Laat volledig afkoelen voordat je het in vierkanten snijdt. Eventueel bestrooien met poedersuiker.

Voeding (per portie):

- Calorieën: 300

- Eiwit: 6 g

- Koolhydraten: 25 g

- Vet: 20 g

- Natrium: 50 mg

- Kalium: 150 mg

Kokos bitterkoekjes

Bereidingstijd: 10 minuten

Baktijd: 15 minuten

Porties: 4

Ingrediënten:

- 2 kopjes geraspte kokosnoot (ongezoet)

- 1/4 kopje honing of ahornsiroop

- 2 eiwitten

- 1 theelepel vanille-extract

- Snufje zout

Routebeschrijving:

1. Verwarm uw oven voor op 175°C. Bekleed een bakplaat met bakpapier.

2. Meng in een kom de geraspte kokosnoot, honing of ahornsiroop, eiwitten, vanille-extract en zout. Meng tot alles goed gemengd is.

3. Gebruik een lepel of koekjesschep om het mengsel in porties te verdelen en er kleine hoopjes van te maken op de voorbereide bakplaat.

4. Bak in de voorverwarmde oven gedurende 12-15 minuten, of tot de kokosmakronen goudbruin zijn aan de randen.

5. Haal het uit de oven en laat het een paar minuten afkoelen op de bakplaat voordat je het op een rooster legt om volledig af te koelen.

Voeding (per portie):

- Calorieën: 200

- Eiwit: 3 g

- Koolhydraten: 20 g

- Vet: 12 g

- Natrium: 70 mg

- Kalium: 150 mg

Chiazaadpudding met mango

Bereidingstijd: 5 minuten

Koeltijd: 4 uur of een nacht

Porties: 4

Ingrediënten:

- 1/2 kop chiazaden

- 2 kopjes ongezoete amandelmelk of kokosmelk

- 1 eetlepel honing of ahornsiroop (optioneel)

- 1 theelepel vanille-extract

- 1 rijpe mango, geschild en in blokjes gesneden

- Verse muntblaadjes ter garnering (optioneel)

Routebeschrijving:

1. Klop in een kom de chiazaadjes, amandelmelk of kokosmelk, honing of ahornsiroop (indien gebruikt) en vanille-extract tot alles goed gemengd is.

2. Dek de kom af en zet deze minimaal 4 uur of een hele nacht in de koelkast, af en toe roerend, tot het mengsel dikker wordt en een puddingachtige consistentie krijgt.

3. Verdeel de chiazaadpudding in kommen of glazen. Werk af met in blokjes gesneden mango en garneer indien gewenst met verse muntblaadjes.

Voeding (per portie):

- Calorieën: 150

- Eiwit: 4 g

- Koolhydraten: 20 g

- Vet: 7 g

- Natrium: 100 mg

- Kalium: 180 mg

Gebakken Appels Met Kaneel

Bereidingstijd: 10 minuten

Baktijd: 30 minuten

Porties: 4

Ingrediënten:

- 4 grote appels, zonder klokhuis

- 2 eetlepels honing of ahornsiroop

- 1 eetlepel citroensap

- 1 theelepel gemalen kaneel

- 1/4 theelepel gemalen nootmuskaat

- 1/4 kop gehakte walnoten of pecannoten (optioneel)

- Griekse yoghurt of vanille-ijs om te serveren (optioneel)

Routebeschrijving:

1. Verwarm uw oven voor op 190°C. Vet een ovenschaal in met kokosolie.

2. Plaats de appels zonder klokhuis in de voorbereide ovenschaal.

3. Meng in een kleine kom de honing of ahornsiroop, het citroensap, de kaneel en de nootmuskaat.

4. Schep het mengsel in het midden van elke appel.

5. Bak in de voorverwarmde oven gedurende 25-30 minuten, of tot de appels gaar zijn.

6. Haal het uit de oven en laat iets afkoelen voordat je het serveert.

7. Optioneel: Strooi gehakte walnoten of pecannoten over de gebakken appels voordat je ze serveert. Serveer eventueel met Griekse yoghurt of vanille-ijs.

Voeding (per portie):

- Calorieën: 150

- Eiwit: 1 g

- Koolhydraten: 30 g

- Vet: 3 g

- Natrium: 0 mg

- Kalium: 200 mg

Bosbessen-citroenijslolly's

Bereidingstijd: 10 minuten

Invriestijd: 4 uur of een nacht

Porties: 4

Ingrediënten:

- 2 kopjes verse of bevroren bosbessen

- 1/4 kopje honing of ahornsiroop

- 1 eetlepel vers citroensap

- Schil van 1 citroen

- 1 kopje gewone Griekse yoghurt

Routebeschrijving:

1. Meng de bosbessen, honing of ahornsiroop, het citroensap en de citroenschil in een blender. Mixen tot een gladde substantie.

2. Meng het bosbessenmengsel met Griekse yoghurt in een aparte kom tot alles goed gemengd is.

3. Giet het mengsel in ijslollyvormpjes.

4. Steek ijslollystokjes in de vormpjes en vries ze minimaal 4 uur of een nacht in tot ze stevig zijn.

5. Laat om de vormpjes los te maken een paar seconden lang warm water over de buitenkant van de vormpjes lopen en trek de ijslollys er voorzichtig uit.

6. Serveer onmiddellijk of bewaar in de vriezer in een luchtdichte verpakking.

Voeding (per portie):

- Calorieën: 120

- Eiwit: 4 g

- Koolhydraten: 20 g

- Vet: 3 g

- Natrium: 20 mg

- Kalium: 150 mg

Bananenbrood met weinig suiker

Voorbereidingstijd: 15 minuten

Baktijd: 50 minuten

Porties: 8

Ingrediënten:

- 3 rijpe bananen, gepureerd

- 1/4 kop ongezoete appelmoes

- 1/4 kopje kokosolie, gesmolten

- 2 eieren

- 1 theelepel vanille-extract

- 1 1/2 kopjes volkorenmeel

- 1 theelepel bakpoeder

- 1/2 theelepel zuiveringszout

- 1/2 theelepel gemalen kaneel

- 1/4 theelepel zout

- 1/4 kop gehakte walnoten of pecannoten (optioneel)

Routebeschrijving:

1. Verwarm uw oven voor op 175°C. Vet een bakvorm in met kokosolie of bekleed met bakpapier.

2. Meng in een grote kom de geprakte bananen, appelmoes, gesmolten kokosolie, eieren en vanille-extract tot alles goed gemengd is.

3. Meng in een aparte kom het volkorenmeel, bakpoeder, zuiveringszout, kaneel en zout.

4. Voeg geleidelijk de droge ingrediënten toe aan de natte ingrediënten, roer tot ze net gemengd zijn. Niet overmixen.

5. Voeg eventueel de gehakte walnoten of pecannoten toe.

6. Giet het beslag in de voorbereide bakvorm en strijk de bovenkant glad met een spatel.

7. Bak in de voorverwarmde oven gedurende 45-50 minuten, of totdat een tandenstoker die je in het midden steekt er schoon uitkomt.

8. Haal het uit de oven en laat het 10 minuten in de pan afkoelen voordat je het op een rooster legt om volledig af te koelen.

Voeding (per portie):

- Calorieën: 200

- Eiwit: 4 g

- Koolhydraten: 25 g

- Vet: 10 g

- Natrium: 150 mg

Frambozengelato

Bereidingstijd: 10 minuten

Koeltijd: 4 uur of een nacht

Porties: 4

Ingrediënten:

- 2 kopjes verse of bevroren frambozen

- 1/4 kopje honing of ahornsiroop

- 1 kopje gewone Griekse yoghurt

- 1 theelepel vanille-extract

- Verse frambozen ter garnering (optioneel)

- Muntblaadjes ter garnering (optioneel)

Routebeschrijving:

1. Meng in een blender de frambozen, honing of ahornsiroop, Griekse yoghurt en vanille-extract. Mixen tot een gladde substantie.

2. Giet het mengsel in een ondiepe schaal of bakvorm.

3. Dek af met plasticfolie en vries gedurende minstens 4 uur of een hele nacht in, onder af en toe roeren, tot het stevig is.

4. Zodra de gelato bevroren is, schep je hem in kommen of glazen. Garneer eventueel met verse frambozen en muntblaadjes.

Voeding (per portie):

- Calorieën: 150

- Eiwit: 6 g

- Koolhydraten: 25 g

- Vet: 2 g

- Natrium: 25 mg

- Kalium: 150 mg

Pompoentaartbeten

Voorbereidingstijd: 15 minuten

Baktijd: 20 minuten

Porties: 4

Ingrediënten:

- 1 kopje pompoenpuree

- 1/4 kopje honing of ahornsiroop

- 2 eieren

- 1 theelepel gemalen kaneel

- 1/2 theelepel gemalen nootmuskaat

- 1/4 theelepel gemalen kruidnagel

- 1/4 theelepel gemalen gember

- 1/4 theelepel zout (optioneel)

- Slagroom voor erbij (optioneel)

Routebeschrijving:

1. Verwarm uw oven voor op 175°C. Vet een mini-muffinvormpje in met kokosolie of bekleed het met bakpapier.

2. Klop in een kom de pompoenpuree, honing of ahornsiroop, eieren, kaneel, nootmuskaat, kruidnagel, gember en zout (indien gebruikt) tot een gladde massa.

3. Schep het pompoenmengsel in de voorbereide muffinvorm en vul elke holte voor ongeveer driekwart vol.

4. Bak in de voorverwarmde oven gedurende 18-20 minuten, of tot het stevig is en licht goudbruin aan de randen.

5. Haal het uit de oven en laat het 5 minuten afkoelen in de muffinvorm voordat je het op een rooster legt om volledig af te koelen.

6. Serveer de pompoentaarthapjes eventueel met slagroom.

Voeding (per portie):

- Calorieën: 120

- Eiwit: 3 g

- Koolhydraten: 15 g

- Vet: 5 g

- Natrium: 75 mg

- Kalium: 200 mg

Amandelboterkoekjes

Bereidingstijd: 10 minuten

Baktijd: 12 minuten

Porties: 4

Ingrediënten:

- 1 kopje amandelmeel

- 1/4 kopje amandelboter

- 1/4 kopje honing of ahornsiroop

- 1 ei

- 1 theelepel vanille-extract

- 1/4 theelepel zuiveringszout

- Snufje zout

Routebeschrijving:

1. Verwarm uw oven voor op 175°C. Bekleed een bakplaat met bakpapier.

2. Meng in een kom het amandelmeel, de amandelboter, de honing of ahornsiroop, het ei, het vanille-extract, het bakpoeder en het zout tot alles goed gemengd is.

3. Rol het deeg in kleine balletjes en plaats ze op de voorbereide bakplaat.

4. Gebruik een vork om elk koekje iets plat te maken en een kriskras patroon bovenop te creëren.

5. Bak in de voorverwarmde oven gedurende 10-12 minuten, of tot ze goudbruin zijn rond de randen.

6. Haal het uit de oven en laat het 5 minuten afkoelen op de bakplaat voordat je het op een rooster legt om volledig af te koelen.

Voeding (per portie):

- Calorieën: 200

- Eiwit: 6 g

- Koolhydraten: 15 g

- Vet: 15 g

- Natrium: 75 mg

- Kalium: 100 mg

Peren- en gembercompote

Bereidingstijd: 10 minuten

Kooktijd: 15 minuten

Porties: 4

Ingrediënten:

- 2 rijpe peren, geschild, klokhuis verwijderd en in blokjes gesneden

- 2 eetlepels honing of ahornsiroop

- 1 eetlepel citroensap

- 1 theelepel geraspte verse gember

- 1/2 theelepel gemalen kaneel

- Snufje zout (optioneel)

Routebeschrijving:

1. Meng in een pan de in blokjes gesneden peren, honing of ahornsiroop, citroensap, geraspte gember, gemalen kaneel en zout (indien gebruikt).

2. Kook op middelhoog vuur, af en toe roerend, gedurende 10-15 minuten, of tot de peren gaar zijn en het mengsel ingedikt is.

3. Haal van het vuur en laat iets afkoelen voordat je het serveert.

4. Serveer peren-gembercompote warm of gekoeld, als topping voor yoghurt, havermout, pannenkoeken of ijs.

Voeding (per portie):

- Calorieën: 80

- Eiwit: 1 g

- Koolhydraten: 20 g

- Vet: 0 g

- Natrium: 0 mg

- Kalium: 100 mg

Chocolade-Avocadomousse

Bereidingstijd: 10 minuten

Koeltijd: 1 uur

Porties: 4

Ingrediënten:

- 2 rijpe avocado's

- 1/4 kopje cacaopoeder

- 1/4 kopje honing of ahornsiroop

- 1 theelepel vanille-extract

- Snufje zout

- Verse bessen ter garnering (optioneel)

Routebeschrijving:

1. Meng in een blender of keukenmachine de rijpe avocado's, cacaopoeder, honing of ahornsiroop, vanille-extract en zout.

2. Mix tot een glad en romig mengsel en schraap indien nodig langs de zijkanten van de blender.

3. Breng de mousse over in serveerschalen of glazen.

4. Dek af en laat minimaal 1 uur in de koelkast staan, zodat het kan afkoelen en opstijven.

5. Garneer indien gewenst met verse bessen voor het serveren.

Voeding (per portie):

- Calorieën: 200

- Eiwit: 3 g

- Koolhydraten: 20 g

- Vet: 15 g

- Natrium: 5 mg

- Kalium: 400 mg

Strawberry Shortcake

Bereidingstijd: 20 minuten

Baktijd: 15 minuten

Porties: 4

Ingrediënten:

- 1 kopje bloem voor alle doeleinden

- 2 eetlepels suiker

- 1 1/2 theelepel bakpoeder

- 1/4 theelepel zout

- 1/4 kop koude ongezouten boter, in kleine stukjes gesneden

- 1/3 kopje melk

- 1 theelepel vanille-extract

- 1 kop gesneden aardbeien

- Slagroom voor erbij

Routebeschrijving:

1. Verwarm uw oven voor op 220°C. Bekleed een bakplaat met bakpapier.

2. Meng de bloem, suiker, bakpoeder en zout in een grote kom.

3. Snijd de koude boter erdoor met een blender of vork tot het mengsel op grove kruimels lijkt.

4. Roer de melk en het vanille-extract erdoor tot het net gemengd is.

5. Laat het deeg met lepels op de voorbereide bakplaat vallen en vorm 4 shortcakes.

6. Bak in de voorverwarmde oven gedurende 12-15 minuten, of tot ze goudbruin zijn.

7. Haal het uit de oven en laat afkoelen op een rooster.

8. Om te serveren verdeel je de shortcakes horizontaal doormidden. Beleg elke onderste helft met gesneden aardbeien en slagroom en bedek met de bovenste helften.

Voeding (per portie):

- Calorieën: 250

- Eiwit: 4 g

- Koolhydraten: 35 g

- Vet: 10 g

- Natrium: 200 mg

- Kalium: 150 mg

Ananas ondersteboven cake

Bereidingstijd: 20 minuten

Baktijd: 35 minuten

Porties: 4

Ingrediënten:

- 1/4 kopje ongezouten boter

- 1/2 kop bruine suiker

- 1 blik ananasringen, uitgelekt

- Maraschinokersen ter garnering

- 1 kopje bloem voor alle doeleinden

- 3/4 kopje suiker

- 1 theelepel bakpoeder

- 1/4 theelepel zout

- 1/2 kopje melk

- 1/4 kop plantaardige olie

- 1 ei

- 1 theelepel vanille-extract

Routebeschrijving:

1. Verwarm uw oven voor op 175°C. Vet een ronde cakevorm in.

2. Smelt de boter in een kleine pan op middelhoog vuur. Roer de bruine suiker erdoor tot deze is opgelost.

3. Giet het boter-suikermengsel op de bodem van de ingevette cakevorm.

4. Schik de ananasringen op het boter-suikermengsel en plaats een kers in het midden van elke ananasring.

5. Meng de bloem, suiker, bakpoeder en zout in een grote kom.

6. Klop in een aparte kom de melk, plantaardige olie, ei en vanille-extract door elkaar.

7. Voeg geleidelijk de natte ingrediënten toe aan de droge ingrediënten, roer tot ze net gemengd zijn.

8. Giet het beslag over de ananas en kersen in de cakevorm.

9. Bak in de voorverwarmde oven gedurende 30-35 minuten, of totdat een tandenstoker die je in het midden steekt er schoon uitkomt.

10. Haal het uit de oven en laat het 10 minuten in de pan afkoelen voordat je het op een serveerschaal omdraait.

Voeding (per portie):

- Calorieën: 400

- Eiwit: 4 g

- Koolhydraten: 65 g

- Vet: 15 g

- Natrium: 300 mg

- Kalium: 150 mg

Kaneel Geroosterde Perziken

Bereidingstijd: 10 minuten

Baktijd: 20 minuten

Porties: 4

Ingrediënten:

- 4 rijpe perziken, gehalveerd en ontpit

- 2 eetlepels honing of ahornsiroop

- 1 theelepel gemalen kaneel

- Snufje zout

- Griekse yoghurt of vanille-ijs om te serveren

Routebeschrijving:

1. Verwarm uw oven voor op 190°C. Bekleed een bakplaat met bakpapier.

2. Leg de perzikhelften met de snijkant naar boven op de voorbereide bakplaat.

3. Sprenkel de honing of ahornsiroop over de perzikhelften.

4. Bestrooi met gemalen kaneel en een snufje zout.

5. Rooster in de voorverwarmde oven gedurende 15-20 minuten, of tot de perziken zacht en gekaramelliseerd zijn.

6. Haal het uit de oven en laat iets afkoelen voordat je het serveert.

7. Serveer geroosterde perziken met een klodder Griekse yoghurt of een bolletje vanille-ijs.

Voeding (per portie):

- Calorieën: 100

- Eiwit: 1 g

- Koolhydraten: 25 g

- Vet: 0 g

- Natrium: 0 mg

- Kalium: 250 mg

Vanille-amandelmelkpudding

Bereidingstijd: 10 minuten

Koeltijd: 2 uur

Porties: 4

Ingrediënten:

- 2 kopjes ongezoete amandelmelk

- 1/4 kopje honing of ahornsiroop

- 1/4 kop maizena

- 1 theelepel vanille-extract

- Gesneden amandelen ter garnering (optioneel)

Routebeschrijving:

1. Klop in een pan de amandelmelk, honing of ahornsiroop en maizena tot een gladde massa.

2. Zet de pan op middelhoog vuur en kook, onder voortdurend roeren, tot het mengsel ongeveer 5-7 minuten dikker wordt.

3. Haal van het vuur en roer het vanille-extract erdoor.

4. Giet de pudding in serveerschalen of glazen.

5. Dek af en zet minimaal 2 uur in de koelkast om te laten afkoelen en op te stijven.

6. Garneer indien gewenst met gesneden amandelen voor het serveren.

Voeding (per portie):

- Calorieën: 100

- Eiwit: 1 g

- Koolhydraten: 20 g

- Vet: 2 g

- Natrium: 100 mg

- Kalium: 150 mg

Cranberry-sinaasappelscones

Voorbereidingstijd: 15 minuten

Baktijd: 15 minuten

Porties: 4

Ingrediënten:

- 2 kopjes All-purpose Flour

- 1/4 kopje suiker

- 1 eetlepel bakpoeder

- 1/2 theelepel zout

- 1/2 kop koude ongezouten boter, in blokjes

- 1/2 kop gedroogde veenbessen

- Schil van 1 sinaasappel

- 1/2 kopje melk

- 1 ei, losgeklopt

- Turbinado-suiker om te bestrooien (optioneel)

Routebeschrijving:

1. Verwarm uw oven voor op 200 °C. Bekleed een bakplaat met bakpapier.

2. Meng de bloem, suiker, bakpoeder en zout in een grote kom.

3. Snijd de koude boter erdoor met een blender of vork tot het mengsel op grove kruimels lijkt.

4. Roer de gedroogde veenbessen en de sinaasappelschil erdoor.

5. Klop in een aparte kom de melk en het losgeklopte ei samen.

6. Voeg geleidelijk het melkmengsel toe aan het bloemmengsel en roer tot er een deeg ontstaat.

7. Leg het deeg op een licht met bloem bestoven oppervlak en kneed het een paar keer zachtjes tot het glad is.

8. Dep het deeg in een cirkel van ongeveer 2,5 cm dik. Snij in 8 partjes.

9. Plaats de scones op de voorbereide bakplaat. Bestrooi indien gewenst met turbinado-suiker.

10. Bak in de voorverwarmde oven gedurende 12-15 minuten, of tot ze goudbruin zijn.

11. Haal het uit de oven en laat afkoelen op een rooster voordat je het serveert.

Voeding (per portie):

- Calorieën: 350

- Eiwit: 6 g

- Koolhydraten: 45 g

- Vet: 15 g

- Natrium: 400 mg

- Kalium: 150 mg

Limoensorbet

Bereidingstijd: 10 minuten

Koeltijd: 4 uur of een nacht

Porties: 4

Ingrediënten:

- 1 kopje vers geperst limoensap

- 1 kopje suiker

- 2 kopjes koud water

- Schil van 2 limoenen

- Muntblaadjes ter garnering (optioneel)

Routebeschrijving:

1. Klop het limoensap, de suiker en het koude water in een grote kom tot de suiker is opgelost.

2. Roer de limoenschil erdoor.

3. Giet het mengsel in een ondiepe schaal of bakvorm.

4. Dek af met plasticfolie en vries gedurende minstens 4 uur of een hele nacht in, onder af en toe roeren, tot het stevig is.

5. Zodra de sorbet bevroren is, gebruik je een vork om het oppervlak te schrapen om een schilferige textuur te creëren.

6. Serveer in kommen of glazen, eventueel gegarneerd met muntblaadjes.

Voeding (per portie):

- Calorieën: 200

- Eiwit: 0 g

- Koolhydraten: 50 g

- Vet: 0 g

- Natrium: 0 mg

- Kalium: 50 mg

Met chocolade bedekte aardbeien

Voorbereidingstijd: 15 minuten

Koeltijd: 30 minuten

Porties: 4

Ingrediënten:

- 1 kop halfzoete chocoladestukjes

- 1 eetlepel kokosolie

- 12 grote aardbeien, gewassen en gedroogd

- Diverse toppings (gehakte noten, geraspte kokosnoot, hagelslag) (optioneel)

Routebeschrijving:

1. Bekleed een bakplaat met bakpapier.

2. Meng de chocoladestukjes en kokosolie in een magnetronbestendige kom.

3. Magnetron met tussenpozen van 30 seconden, roer tussen elk interval, totdat de chocolade gesmolten en glad is.

4. Houd elke aardbei bij de steel vast en dompel hem in de gesmolten chocolade, al roerend zodat hij gelijkmatig bedekt is.

5. Leg de ondergedompelde aardbeien op de voorbereide bakplaat.

6. Optioneel: bestrooi met diverse toppings voordat de chocolade hard wordt.

7. Plaats de bakplaat gedurende 30 minuten in de koelkast, of totdat de chocolade is uitgehard.

8. Serveer met chocolade bedekte aardbeien als een decadent dessert of tussendoortje.

Voeding (per portie):

- Calorieën: 200

- Eiwit: 2 g

- Koolhydraten: 25 g

- Vet: 12 g

- Natrium: 0 mg

- Kalium: 150 mg

Hoofdstuk 7:

Conclusie

Een uitgebalanceerd dieet handhaven met CKD

Bij de behandeling van chronische nierziekte (CKD) is het handhaven van een uitgebalanceerd dieet cruciaal voor het ondersteunen van de nierfunctie en de algehele gezondheid. Hier zijn enkele belangrijke principes waarmee u rekening moet houden:

1. Controleer de eiwitinname: Te veel eiwitten kunnen de nieren belasten, dus het is essentieel om de juiste hoeveelheid te consumeren. Werk samen met een zorgverlener of diëtist om uw individuele eiwitbehoeften te bepalen en kies hoogwaardige bronnen zoals mager vlees, gevogelte, vis, eieren, zuivel en plantaardige eiwitten zoals bonen, linzen en tofu.

2. Fosfor en kalium onder controle houden: CKD kan leiden tot onevenwichtigheden in de fosfor- en kaliumspiegels in het bloed. Beperk voedingsmiddelen met een hoog fosforgehalte, zoals zuivelproducten, noten, zaden en bewerkte voedingsmiddelen. Beheer op dezelfde manier de kaliuminname door voedingsmiddelen met een hoog kaliumgehalte, zoals bananen, sinaasappels, tomaten en aardappelen, te vermijden.

3. Let op de natriuminname: Te veel natrium kan de bloeddruk verhogen en bijdragen aan het vasthouden van vocht. Beperk bewerkte voedingsmiddelen, ingeblikte soepen, zoute snacks en restaurantmaaltijden, en kies in plaats daarvan voor vers, volwaardig voedsel gekruid met kruiden en specerijen.

4. Kies gezonde vetten: Neem bronnen van gezonde vetten, zoals olijfolie, avocado, noten en zaden, op in uw dieet, terwijl u de verzadigde vetten en transvetten in gefrituurd voedsel, vet vlees en verpakte snacks beperkt.

5. Controle van de vochtinname: Afhankelijk van uw stadium van chronische nierziekte en uw individuele gezondheidstoestand, moet u mogelijk de vochtinname controleren om vochtophoping in het lichaam te voorkomen. Het beperken van natrium kan de dorst en het vasthouden van vocht helpen verminderen, en het volgen van de vochtinname gedurende de dag kan helpen de vochtbalans te beheersen.

6. Houd koolhydraten in de gaten: let op de inname van koolhydraten en kies complexe koolhydraten zoals volle granen, fruit, groenten en peulvruchten boven geraffineerde koolhydraten zoals witbrood, zoete snacks en desserts. Het beheersen van de bloedsuikerspiegel is essentieel, vooral voor mensen met diabetes, een veel voorkomende complicatie van chronische nierziekte.

7. Blijf gehydrateerd: Voldoende drinken is essentieel voor de gezondheid van de nieren, maar mensen met chronische nierziekte moeten mogelijk hun vochtinname beperken, afhankelijk van hun toestand. Werk samen met uw zorgteam om de juiste hoeveelheid vocht voor u te bepalen en kies hydraterende opties zoals water, kruidenthee en kleine porties kaliumarm fruit.

8. Houd rekening met individuele behoeften: Elke persoon met chronische nierziekte is uniek, dus het is van essentieel belang om voedingsaanbevelingen af te stemmen op de individuele gezondheidsstatus, het stadium van de nierziekte, medicijnen en andere factoren. Regelmatige monitoring en communicatie met zorgverleners en diëtisten zijn essentieel voor het garanderen van een evenwichtig en gepersonaliseerd dieetplan.

Tips voor uit eten gaan

Uit eten gaan kan leuk en gemakkelijk zijn, maar het kan ook een uitdaging vormen voor mensen met chronische nierziekte (CKD) die een specifiek dieetplan moeten volgen. Hier volgen enkele tips voor het navigeren door restaurantmenu's terwijl u CKD beheert:

1. Plan vooruit: voordat u naar een restaurant gaat, bekijkt u het menu online, indien beschikbaar. Zoek naar gerechten die niervriendelijk zijn en aansluiten bij uw dieetbeperkingen. Veel restaurants bieden voedingsinformatie, die u kan helpen weloverwogen keuzes te maken.

2. Pas uw bestelling aan: Aarzel niet om uw server om aanpassingen te vragen om aan uw voedingsbehoeften te voldoen. Vraag om gegrilde of gebakken opties in plaats van gefrituurd, vraag om sauzen en dressings om het natrium- en fosforgehalte onder controle te houden, en vervang de kanten met een hoog kaliumgehalte door alternatieven met een lager kaliumgehalte, zoals gestoomde groenten of een salade.

3. Houd rekening met porties: De porties in restaurants zijn vaak groter dan wat u thuis zou eten, wat kan leiden tot overeten en het consumeren van overtollige voedingsstoffen. Overweeg om een voorgerecht te delen met een tafelgenoot of om een halve portie te vragen om de portiegroottes onder controle te houden en overmatig eten te voorkomen.

4. Kies niervriendelijke opties: kies voor gerechten met magere eiwitbronnen zoals gegrilde kip, vis of tofu; volle granen zoals bruine rijst of quinoa; en veel groenten. Vermijd producten die rijk zijn aan natrium, fosfor en kalium, zoals vleeswaren, romige sauzen en zwaar gekruide gerechten.

5. Beperk toevoegingen met een hoog fosforgehalte: Wees voorzichtig met toppings en specerijen die mogelijk veel fosfor bevatten, zoals kaas, spek en augurken. Vraag om deze items apart te serveren of weg te laten bij uw maaltijd om de fosforinname te verminderen.

6. Drink verstandig: houd rekening met uw drankkeuzes en kies voor niervriendelijke opties zoals water, kruidenthee of ongezoete ijsthee. Beperk

of vermijd suikerhoudende dranken, alcohol en dranken met een hoog kaliumgehalte, zoals sinaasappelsap en tomatensap.

7. Communiceer met uw server: Als u specifieke dieetbeperkingen of -problemen heeft, aarzel dan niet om deze aan uw server door te geven. Zij kunnen u helpen aan uw wensen tegemoet te komen en u informatie geven over menu-items en bereidingsmethoden.

8. Oefen portiecontrole: Hoewel het verleidelijk is om te genieten van hapjes, desserts en extra's, moet u met mate oefenen om te voorkomen dat u overtollige calorieën, natrium en andere voedingsstoffen binnenkrijgt. Overweeg om een dessert te delen met uw tafelgenoten of om de helft van uw maaltijd te bewaren voor later.

Gehydrateerd blijven

Gehydrateerd blijven is essentieel voor de gezondheid van de nieren, vooral voor mensen met chronische nierziekte (CKD). Een goede hydratatie helpt de nierfunctie te behouden, de lichaamstemperatuur te reguleren, gifstoffen weg te spoelen en de algehele gezondheid en het welzijn te ondersteunen. Hier zijn enkele tips om gehydrateerd te blijven met chronische nierziekte:

1. Controleer de vochtinname: Afhankelijk van uw stadium van chronische nierziekte en uw individuele gezondheidstoestand, moet u mogelijk uw vochtinname controleren om vochtoverbelasting te voorkomen en de vochtbalans te behouden. Werk met

Controle van uw gezondheid

Regelmatige controle van uw gezondheid is essentieel bij de behandeling van chronische nierziekte (CKD) om veranderingen in de nierfunctie op te sporen, symptomen onder controle te houden en complicaties te voorkomen. Hier volgen enkele belangrijke aspecten die u moet monitoren:

1. Bloeddruk: Hoge bloeddruk kan nierschade verergeren, dus het is van cruciaal belang om uw bloeddruk regelmatig te controleren. Streef naar een streefbloeddruk van minder dan 130/80 mm Hg, zoals aanbevolen door beroepsbeoefenaren in de gezondheidszorg.

2. Nierfunctietests: Uw zorgverlener kan bloedtests laten uitvoeren om de niveaus van creatinine, bloedureumstikstof (BUN) en glomerulaire filtratiesnelheid (GFR) te meten om de nierfunctie te beoordelen. Deze tests helpen bij het bepalen van uw stadium van chronische nierziekte en begeleiden behandelbeslissingen.

3. Urinetests: Urinetests, zoals urineonderzoek en de verhouding albumine-creatinine in de urine (UACR), kunnen informatie verschaffen over nierbeschadiging en eiwitlekkage in de urine. Het monitoren van de eiwitniveaus in de urine helpt bij het identificeren van de progressie van nierziekten en het begeleiden van behandelingsstrategieën.

4. Elektrolytniveaus: Het monitoren van elektrolytniveaus, waaronder kalium, fosfor en calcium, is belangrijk voor mensen met chronische nierziekte om onevenwichtigheden te voorkomen die kunnen leiden tot complicaties zoals botziekten en hartproblemen.

5. Bloedsuikerspiegels: Personen met chronische nierziekte lopen een verhoogd risico op het ontwikkelen van diabetes, wat de nieren verder kan beschadigen. Het monitoren van de bloedsuikerspiegel en het handhaven van een strakke glykemische controle is essentieel voor het voorkomen van diabetesgerelateerde complicaties.

6. Symptomen en complicaties: Let op symptomen zoals vermoeidheid, zwelling, veranderingen in de urineproductie, misselijkheid en moeite met ademhalen, aangezien deze kunnen wijzen op een verslechtering van de nierfunctie of op complicaties die medische aandacht vereisen.

7. Medicatiebeheer: Houd uw medicijnen bij, inclusief doseringen en eventuele bijwerkingen. Bespreek eventuele zorgen of veranderingen in de medicatie met uw zorgverlener.

8. Levensstijlfactoren: Houd levensstijlfactoren zoals voeding, vochtinname, lichaamsbeweging en stressniveaus in de gaten, aangezien deze de gezondheid van de nieren en het algehele welzijn kunnen beïnvloeden. Het maken van gezonde keuzes en het beheersen van stress kan de nierfunctie helpen ondersteunen en de kwaliteit van leven verbeteren.

www.ingramcontent.com/pod-product-compliance
Lightning Source LLC
Chambersburg PA
CBHW071920210526
45479CB00002B/488